AF384402

LE LIVRE

DE

LA SANTÉ

MÉDECIN DE LA FAMILLE

DICTIONNAIRE DE MÉDECINE USUELLE

PUBLIÉ

fondateur de la collection .... des Bons Livres à ...

PARIS, DÉPARTEMENTS

CHEZ TOUS LES LIBRAIRES

AVANT-PROPOS

La SANTÉ est le premier et le plus précieux des biens. L'homme privé de la santé est bien malheureux : pauvre ou riche, il souffre et végète, à charge à lui-même et à ceux qui l'entourent. Vainement fait-il appel à la volonté : si elle obéit, c'est pour l'abandonner presque aussitôt, car elle-même est impuissante.

Conserver la santé lorsqu'on la possède, la recouvrer lorsqu'on l'a perdue, tel doit donc être le souci, — disons mieux : le devoir de chacun.

Mais comment conserver la santé? On a écrit bien des volumes sur ce sujet; on a même créé un mot, l'HYGIÈNE, pour définir la science qui prescrit tout ce qu'il faut faire pour être autant que possible exempt de maladies et d'infirmités. Malheureusement, les prescriptions ne sont pas à la portée de tout le monde, tant s'en faut. Exercices, occupations, habitations, vêtements, voyages, nourriture, suivant le temps et les saisons, l'*Hygiène* n'a rien oublié, sinon de donner les moyens de satisfaire à ses exigences.

Contentons-nous donc de la recette suivante, accessible à tout le monde : « Pour conserver le plus possible « la santé, il faut observer la sobriété, la tempérance, « exercer également et dans de justes mesures le corps et « l'esprit, enfin faire tous ses efforts pour conserver la « sérénité et le calme de l'âme. »

Comment recouvrer la santé lorsqu'on l'a perdue? Malheureusement, pour beaucoup c'est chose difficile, et souvent même impossible, car il faut avoir du temps et de l'argent à dépenser.

Cependant, comme en un grand nombre de cas la perte de la santé est le résultat ou de l'indifférence ou de l'ignorance, qui font qu'on ne soigne ni à temps ni convenablement les petites indispositions qui surviennent accidentellement ou à la suite d'imprudences, il nous a semblé qu'en publiant un BON LIVRE dans lequel on trouverait toutes les affections, maladies et indispositions auxquelles nous sommes sujets, avec les moyens d'y porter immédiatement remède, nous pouvions rendre un grand service. C'est ce que nous faisons aujourd'hui.

Prescrire ce que l'on doit faire au début de toute affec-

de tout accident; mettre toute personne à même de *soigner à temps* et de *guérir* les maux légers qui, abandonnés à eux-mêmes, ont souvent les plus tristes conséquences; enfin avertir les malades qu'ils doivent dans tel ou tel cas consulter le médecin, et surtout les tenir en garde contre les remèdes vulgaires dits de *bonnes femmes* ou des *charlatans*, voilà quel a été notre but. Aussi croyons-nous avoir donné la recette la plus certaine et la plus efficace *pour recouvrer la santé lorsqu'on l'a perdue.*

TABLE DES MATIÈRES

LE DICTIONNAIRE

DE

LA SANTÉ POUR TOUS

Abattement. — Il est caractérisé par la diminution des forces, la tristesse, le découragement. — L'exercice, les distractions, une nourriture fortifiante, et souvent les bains froids, sont les moyens les plus efficaces pour y remédier. Chez les enfants, l'abattement est un symptôme qu'on ne doit jamais négliger.

Abcès. — Lorsqu'un abcès se forme, il y a, à la partie du corps qui en est le siége, rougeur, inflammation et douleur. Il faut aussitôt appliquer des cataplasmes de riz ou de graine de lin, des compresses trempées dans une forte décoction de racines de guimauve et souvent renouvelées.

Abricot. — C'est un fruit qui flatte beaucoup le goût, mais indigeste.

Absinthe. — Plante fréquemment employée comme *fébrifuge* et surtout comme vermifuge, sous forme de cataplasmes qu'on applique sur le ventre des enfants affectés de vers. Les *infusions* préparées avec cette plante dans l'*eau* ou le *vin* (*une petite poignée pour un litre d'eau, trois ou quatre petites poignées pour un litre de vin*) peuvent être employées contre les vers ou pour fortifier l'estomac.

L'infusion à l'eau se boit par petites tasses, et l'infusion au vin par *petit verre* à liqueurs ou cuillerée à bouche.

La liqueur dite *absinthe* est nuisible. (Voir page 63.)

Acanthe. — Les feuilles de cette plante, surtout quand elles sont fraîches, sont utilement employées pour fomentations et cataplasmes. Une poignée de ces feuilles, bouillies pendant trois quarts d'heure dans un litre d'eau, donne une décoction adoucissante

Accès. — Le retour fixe et périodique des fièvres intermittentes.

Acides. — Les acides sont généralement liquides; mais il y en a de *gazeux* et de *solides*. Bus à l'état concentré, les acides liquides sont des poisons très-énergiques, qu'il faut combattre en faisant avaler au malade de la *magnésie* calcinée à la dose de 30 à 50 grammes pour un litre d'eau, ou bien avec de l'EAU DE SAVON. Forcer le malade à boire beaucoup, afin de favoriser le vomissement.

Nombre d'acides, surtout les *acides végétaux*, étendus d'eau pure ou sucrée, sont rafraîchissants et forment la base de plusieurs boissons agréables.

Aconit. — Plante vénéneuse.

Acore. — C'est le *jonc odorant* ou le *lis de marais*. Utilement employé contre le mal d'estomac. On en prépare des infusions et des décoctions en faisant infuser ou bouillir de 12 à 15 grammes de la *racine* dans un litre d'eau.

Actée. — Vulgairement connue sous le nom d'*Herbe de Saint-Christophe*, cette plante porte des baies qui, parvenues à maturité, sont noires et contiennent un violent poison.

Agripaume. — Plante appelée aussi *Cardiaque*. Peut être employée, quand elle est fraîche, à préparer des infusions fortifiantes pour l'estomac. On en fait infuser une poignée dans un litre d'eau.

Aigremoine. — L'infusion de ses feuilles desséchées fournit un excellent gargarisme contre les maux de gorge (faire bouillir quatre pincées de feuilles dans un litre d'eau et ajouter du miel avec un peu de vinaigre). Les mêmes feuilles bouillies avec du son et du vinaigre font un cataplasme excellent pour les tumeurs et les foulures.

Aigreurs. — Délayer une petite cuillerée de *magnésie calcinée* dans le quart d'un verre d'eau légèrement sucrée et avaler le mélange d'un trait. Renouveler une heure après.

Ail. — Deux ou trois gousses infusées dans de l'eau ou du bouillon, ou bien mises dans une panade dans laquelle entre une petite quantité de bonne huile d'olives, combattent assez bien les vers chez les enfants.

Alcalis. — Ces substances sont, pour la plupart, des poisons très-violents. Dans les cas d'empoisonnement, il faut courir chercher un médecin et, en attendant son arrivée, administrer au malade *une grande quantité d'eau vinaigrée.*

Alcool. — *Etendu d'eau* et pris en *petite quantité*, il excite momentanément les forces. Son usage habituel serait la source d'irritations chroniques de l'estomac. Employé en friction, il calme les douleurs. On s'en sert aussi comme astringent pour diminuer la transpiration des aisselles et celle des pieds.

Alimentation. — Une bonne alimentation doit se composer de pain, de viande et de légumes en proportions convenables. Pour un adulte de moyenne force il suffit journellement de 150 grammes de viande, 1 kilogramme de pain et 250 grammes de légumes ou substances féculantes (pommes de terre, par exemple). Cette règle admet toutefois de nombreuses exceptions en raison de l'âge, du tempérament, des habitudes et du genre de travail des individus. En général, les enfants, les jeunes gens dans la période d'accroissement, les personnes dont le travail est fatigant ou qui sont exposées à l'action d'un air très-vif, ont besoin d'une alimentation surabondante. L'insuffisance de l'alimentation, soit qu'on prenne les aliments en trop petite quantité, soit qu'ils ne renferment pas des principes réparateurs, comme les diverses espèces de légumes, produit des effets funestes sur la santé. L'alimentation trop substantielle prédispose à l'obésité, la gravelle, la goutte, l'apoplexie, etc., etc. La viande est de rigueur pour une bonne alimentation.

Allaitement. — Le devoir de la mère est de nourrir elle-même son enfant et de n'y renoncer qu'en cas de nécessité absolue. A défaut du lait de la mère, il faut emprunter le secours d'une nourrice et n'avoir recours à l'allaitement artificiel que lorsque les ressources des parents ne permettent pas mieux.

Alun. — L'alun s'emploie comme astringent. A l'extérieur, il arrête les pertes de sang (hémorrhagie) et ronge les chairs baveuses des plaies et des ulcères. On l'applique en poudre sur les parties blessées. Il arrête l'inflammation dans les maux d'yeux et de la gorge. Insufflé en poudre, il prévient quelquefois chez les enfants le développement du croup.

Amadou. — On l'applique sur une coupure récente, ou sur les piqûres des sangsues pour arrêter l'écoulement du sang.

Ammoniaque. — A l'état liquide, s'emploie comme *caustique* extérieurement, et comme stimulant et sudorifique. Il faut avoir le plus grand soin de n'administrer l'ammoniaque à l'*intérieur* qu'avec prudence et en l'affaiblissant avec de l'eau, car c'est un POISON. Trente ou soixante *gouttes* dans un verre d'eau sucrée font disparaître les effets de l'ivresse.

Le *sel ammoniac* est d'autant plus redoutable qu'on ne connaît pas de *contre-poison* pour le combattre.

Amygdales. — Celles des enfants de cinq à dix ans sont le siége de diverses maladies. Dès qu'on s'aperçoit qu'elles commencent à gonfler, il faut tout de suite : 1° faire gargariser l'enfant avec un composé d'eau fortement gommée et de sirop de mûres ; 2° lui faire prendre un ou plusieurs bains de pieds sinapisés ; et, s'il est constipé, lui donner à boire du bouillon de veau. Si, après un gonflement des amygdales, il survient un abcès suivi de suffocation, il faut aussitôt aller chercher un médecin et, en l'attendant, appliquer deux ou trois sangsues de chaque côté du cou, à la place qui correspond aux amygdales. Ce moyen et un bain de pied *fortement sinapisé* retardent les progrès du mal et permettent d'attendre l'arrivée du médecin.

Angine. — Sous ce nom et ceux d'*esquinancie, mal de gorge,* on désigne une forte inflammation des parties situées au-fond de la bouche. La difficulté d'avaler et le gonflement des parties malades sont les caractères de l'angine. Cette dernière est *simple* ou *couenneuse.* Dans les deux cas elle exige la présence d'un médecin. Mais, en attendant son arrivée, il faut faire coucher le malade et lui donner une boisson *à peine chaude* de mauve, de violette, d'orge, ou toute autre tisane adoucissante, sucrée avec un peu de miel. Si le sang se porte trop violemment à la gorge, on fait prendre un bain de pieds additionné de cendre ou de sel gris. Les cataplasmes sinapisés valent mieux pour les enfants. On les applique d'abord aux pieds, puis aux mollets, puis en dedans des genoux. Il ne faut les retirer que lorsqu'ils occasionnent une douleur assez vive.

Antiscorbutiques (*Plantes*). — Ce sont le cresson d'eau, le cresson des prés, le beccabunga, le cerfeuil, le cochléaria, l'oseille, le raifort. C'est ordinairement au printemps qu'on fait usage de ces plantes : on les pile et on mêle leur suc au lait frais. L'*erysimum*, autre plante antiscorbutique, est employé avec succès contre l'*enrouement*

Antispasmodiques (*Plantes*). — Ce sont la camomille puante, la matricaire, la menthe poivrée, la pivoine, le' safran, la tanaisie, la valériane, etc., etc.

Anxiété. — Etat d'agitation de l'esprit, inquiétude. Huit à quinze gouttes de liqueur d'Hoffmann sur un morceau de sucre, ou bien un demi-verre d'eau sucrée additionnée de deux cuillerées à bouche d'eau de fleur d'oranger, ou bien encore un peu d'eau de mélisse des Carmes dans laquelle on aura versé quelques gouttes d'éther, suffisent pour faire cesser cet état *spasmodique*.

Aphthes. — On les fait disparaître en appliquant, à l'aide d'une plume, sur les parties malades, ou du sirop de mûres, ou du miel rosat auquel on ajoute un peu d'alun en poudre, à la dose de un ou deux décigrammes par trente grammes. Favoriser ce traitement local par l'usage de boissons rafraî-chissantes.

Apoplexie. — En langage vulgaire on désigne ainsi les *congestions cérébrales* et *coups de sang*. Il faut *au plus vite* recourir au médecin, puis agir ainsi en l'attendant : *tenir* le malade dans une position *assise*, si c'est possible, ou le coucher *horizontalement*, la *tête nue*, le corps aussi peu couvert que possible ; en tout cas, desserrer et enlever *tous les liens*, bretelles, jarretières, etc., etc. Il faut *maintenir un air frais*, réchauffer les pieds avec des briques chaudes ou des bouteilles remplies d'eau bouillante, *frictionner vigoureusement* la *poitrine* et les *membres* avec du *vinaigre* ou de l'*alcool très-chaud* ; à quelques minutes d'intervalle appliquer des sinapismes successivement aux *jambes*, aux cuisses, aux bras ; administrer des lavements *salés, savonneux* ou vinaigrés. *Il faut surtout se garder d'introduire aucun liquide dans la bouche ou de faire respirer spiritueux ou poudre d'aucune sorte.*

Arnica. — Les fleurs de cette plante sont utilement employées dans les cas de contusions. On en fait infuser une petite pincée dans une tasse d'eau bouillante que l'on donne à boire en tisane. Les feuilles ou les fleurs bouillies dans l'eau ou le vin servent sous forme de cataplasmes dans les mêmes circonstances. On se sert également de la *teinture d'arnica* pré parée par le pharmacien et dont il est toujours utile d'avoir chez soi une petite provision.

Aromates. — Les plantes les plus usitées sont : Absinthe, Angélique, Ausone ou Citronnelle, Basilic, Camomille, Coriandre, Dyctame, Fenouil, Gentiane, Hyssope, Lavande, Laurier, Marjolaine, Mélisse, Menthe, Origan, Romarin, Sarriette, Sauge, Serpolet, Thym, Verveine et Violette.

Arrête-Bœuf ou *Bugrane des champs*. — Employée en décoction, est un remède souvent efficace pour combattre les rétentions d'urine. Prendre 30 ou 40 grammes de la *racine* de cette plante, la faire bouillir *un quart d'heure* dans un litre d'eau, passer la tisane et en boire quatre verres dans la journée. Peut se boire aux repas mélangée avec du vin.

Arsenic. — Terrible poison. Dès l'apparition des premiers symptômes d'empoisonnement, il faut, *sans perdre de temps,* provoquer les vomissements. Faire boire de l'eau tiède légèrement miellée et, à défaut, de l'*eau sucrée* en abondance. Pendant ce temps, préparer un mélange d'*eau de chaux* (30 grammes de chaux vive dans 4 litres d'eau) avec une décoction de riz, guimauve et l'administrer de cinq en cinq, puis de dix en dix minutes, suivant l'état des vomissements. Bien entendu tout cela se fait pendant que l'on court chercher un médecin.

Asphyxie. — Elle est produite par les *empêchements matériels à la respiration* ou bien par l'*introduction dans le poumon* d'un air vicié ou d'un gaz autre que l'air atmosphérique. (Noyés, pendus, asphyxiés par le *charbon de bois* ou acide carbonique et par le *froid*.)

Axphyxie par submersion (Noyé). — Avant tout il faut bien se garder de *suspendre par les pieds* le noyé sous prétexte de lui faire rendre l'eau qu'il pourrait avoir avalée. Tout au contraire, il faut le coucher sur le *flanc droit* et lui tenir *la tête relevée à l'air* et un peu inclinée en avant. Cela fait, on déshabille le plus promptement possible le noyé, on écarte les mâchoires et l'on provoque la sortie de l'eau en promenant les doigts ou une plume dans la bouche ; en même temps on exerce sur la poitrine et sur le ventre des pressions douces, lentes et alternatives, *imitant celles de la respiration;* on passe sous le nez des allumettes soufrées, du vinaigre, de l'eau de Cologne ou de l'alcali volatil. Dès que la respiration commence à revenir, au moyen de laine chaude appliquée sur le ventre, de briques ou de bouteilles d'eau chaude mises à la *plante des pieds*, au creux des aisselles, aux aines, d'un fer à repasser *modérément chauffé* promené sur le corps, et enfin de couvertures, on s'efforce de réchauffer *lentement* le noyé. Ne pas oublier de faire des *frictions générales*, surtout vers la région du cœur, soit avec la main, une brosse sèche ou mieux avec de la flanelle chaude imbibée d'eau-de-vie camphrée. Le noyé, revenu à lui, prendra, *toutes les cinq minutes, une cuillerée d'eau-de-vie ou d'eau de Cologne*. Pour le surplus, appeler un médecin. Lui seul, dans le cas où le noyé reste sans connaissance malgré les soins dont nous venons de parler, est apte à désigner si la saignée doit être ou non appliquée au pied ou à la veine jugulaire. Mais il faut *ne pas se décourager* et continuer les soins pendant plusieurs heures au besoin. On a vu des noyés rappelés à la vie après *six heures* d'efforts constants.

Asphyxie par strangulation (PENDU). — Couper le lien qui entoure le cou, soutenir le corps de manière qu'il n'éprouve aucune secousse; enlever prestement toutes les parties du vêtement qui peuvent gêner la respiration, coucher le pendu de façon à ce qu'il ait la tête *un peu* élevée, le réchauffer comme nous venons de le dire pour les noyés. Tous ces soins doivent être donnés pendant qu'on est allé chercher le médecin. Ils suffisent d'habitude, lorsque la pendaison a eu lieu depuis peu de minutes. Dans le cas contraire, répétons-le, le médecin seul peut faire ce qui convient; mais s'il tarde à venir et que la face du pendu soit rouge ou violette et que les veines du cou soient gonflées, on pourra appliquer derrière les oreilles et à chaque tempe cinq ou six sangsues.

Asphyxie par le gaz non respirable. — Exposer le malade au grand air après l'avoir déshabillé et *placé sur une chaise*, répandre abondamment sur tout le corps et surtout à la face de l'eau froide, ou mieux, si on en a, de l'*eau chlorurée* (préparée avec du chlorure de chaux dans la proportion de 32 grammes de chlorure pour 1 kilogramme d'eau), enfin provoquer le vomissement avec les doigts ou une plume promenée dans la bouche. C'est au médecin à faire le reste si le malade ne reprend pas ses sens.

Asphyxie par le froid. — Il ne faut rétablir la chaleur que lentement. Donc ne pas approcher l'asphyxié d'un feu ardent, bien se garder de le mettre dans du fumier, comme on faït à la campagne. Il faut une chambre sans feu, des compresses d'eau froide sur tout le corps, des frictions avec de la neige ou du linge trempé dans de l'eau glacée. Si les signes de la vie reparaissent, le coucher dans un lit *non bassiné* et lui faire boire un demi-verre d'eau froide coupée avec quelques gouttes d'eau-de-vie, d'eau de Cologne, ou d'eau de mélisse. S'il y a assoupissement, faire boire de l'eau vinaigrée et joindre au traitement un lavement de sel. La vie peut revenir même après quinze heures de mort apparente.

Asphyxie par la chaleur ou le soleil. — Porter le malade dans un lieu frais et aéré, le saigner ou lui appliquer dix sangsues derrière les oreilles et autant à l'anus. Joindre à cela un bain de pied *peu chaud* avec de la cendre ou du sel. Dès qu'il pourra avaler, lui faire boire de l'eau fraîche avec un peu de vinaigre ou de jus de citron. Appliquer enfin de l'eau froide sur la tête si l'asphyxie provient du soleil. Mais la saignée est de rigueur.

Asphyxie par la foudre. — Porter l'asphyxié au grand air, le déshabiller, répandre de l'eau froide sur son corps, frictionner les extrémités inférieures et chercher à rétablir la respiration par des compressions intermittentes comme il l'a été dit pour les *noyés*.

Assainissement. — Le plus simple de tous les moyens pour assainir les habitations consiste à y renouveler fréquemment l'air. Pour combattre les émanations infectes, les gaz méphitiques, etc., on emploie en *fumigations* ou en *lavages* des substances dites *acides, alcalis, chlorures, poudres*, etc., etc.

Astringentes (*Plantes*). — Ce sont la *Ronce*, la *Tormentille*, la *Rose de Provins*, la *Consoude*, le *Riz*, la *Bistorte*, etc.

Attaques de nerfs. — Voir *Convulsions*.

Aunée. — C'est une plante communément répandue dans les campagnes et dont la racine peut être utilement employée de diverses manières : 1° *pour laver les plaies blafardes :* faire bouillir pendant une demi-heure 60 grammes de racines d'aunée dans un litre d'eau. 2° En faisant *macérer* 60 grammes de racines dans un litre de bon vin blanc pendant vingt-quatre heures et la passant ensuite pour la conserver au frais dans des demi-bouteilles bien bouchées, on obtient un vin fortifiant qui peut remplacer le vin de quinquina.

Aurone (*Plante*). — Connue sous le nom de *citronnelle*.

Les feuilles et fleurs, en infusion, combattent les coliques venteuses.

Bains. — Les bains ont pour objet la guérison de certaines maladies et la propreté nécessaire à la santé. Il y a les *bains chauds*, les *bains froids*, les *bains de vapeur*, les *bains médicamentaux* et les *bains partiels*. Les *bains froids* sont généralement pris en *rivière* ou *dans la mer*. Ils ne doivent être pris ni dans les *eaux stagnantes* ni dans les *eaux de sources* d'un froid glacial. 40 minutes suffisent pour un bain froid. On ne doit entrer dans un bain froid ni lorsqu'on est en transpiration ni trop tôt après un repas. Il faut que la digestion soit bien faite, et pour cela il est prudent d'attendre au moins quatre heures. Les bains froids tonifient l'organisme et conviennent aux personnes affaiblies par de longues maladies. Pour ces dernières, deux au plus par semaine suffisent. Une personne en santé se trouvera bien d'en prendre trois ou quatre par semaine. Mais il faut s'abstenir de bains froids, surtout de ceux *pris en rivière*, pendant les journées froides et pluvieuses, ainsi qu'à la suite des orages. Les *bains de mer* sont en général favorables aux personnes nerveuses ou aux tempéraments débiles, c'est-à-dire qu'ils ne conviennent pas à tous les malades et qu'on ne doit en user que d'après la prescription du médecin. Nous en dirons autant des *bains de vapeur* et des *bains médicamentaux* (eaux minérales et thermales). Les *bains chauds* sont généralement pris en baignoire. Leur usage est bon en toute saison. Evitez qu'ils soient trop chauds, parce qu'alors ils affaiblissent et prédisposent aux congestions cérébrales. En automne et au printemps, il suffit d'un bain chaud tous les huit jours pour les personnes en santé; en hiver il faut se régler à un bain chaque quinze jours. Prendre beaucoup de précautions contre le froid en sortant du bain. En thèse générale, les bains ne conviennent pas aux vieillards et sont dangereux pour les personnes qui toussent ou qui s'enrhument facilement. Les *bains partiels* (bains de siége ou bains de pieds) se prennent presque toujours chauds et avec les mêmes précautions que les bains entiers.

Balsamite odorante. — Cette plante, dite aussi *Baume des Jardins*, est un excellent vermifuge.

Bardane. — La racine et les feuilles de cette plante sont utiles, savoir : 1º quelques rondelles de racine bouillies dans un litre d'eau qu'on laisse réduire d'*un quart* donnent une excellente tisane dépurative et sudorifique. 2° Les feuilles cuites dans l'eau ou le lait, jusqu'à consistance de bouillie, servent à faire des cataplasmes qui cicatrisent des plaies.

Baume. — Ce sont des préparations pharmaceutiques; des teintures alcooliques, des huiles médicinales, des onguents, etc., selon la substance qui en est la base.

Belladone. — Cette plante aux baies rouges, très-commune dans les bois, renferme un poison presque toujours mortel. En cas d'empoisonnement par cette plante, administrer *immédiatement*, comme vomitif, *l'émétique*. Faire boire en même temps de l'eau vinaigrée, de la limonade, du café noir s'il y a somnolence.

Bistorte. — Cette plante, dont la racine est astringente, s'emploie *en boisson* contre la *dyssenterie*, et en *décoction* contre les tumeurs sanguines. Dans le premier cas, on la fait infuser pendant quelques minutes dans l'eau bouillante; et dans le second cas, on la fait bouillir un temps suffisant dans l'eau ou le vin, et on trempe des compresses qu'on applique sur les tumeurs.

Bouche. — On doit se laver régulièrement la bouche tous les matins avec de l'eau fraîche ou tiède, additionnée d'un peu d'eau-de-vie ordinaire, d'eau de Cologne, d'eau de Botot. Il est bon aussi de se laver la bouche après les repas, en employant de l'eau tiède légèrement aromatisée avec de la menthe.

Ces soins font disparaître les mauvaises odeurs et tendent à raffermir les gencives, du bon état desquelles dépend la conservation des dents.

Blessures. — Voir les articles spéciaux, tels que : *brûlures, contusions, coupures, fractures, luxations*, etc.

Bourrache. — Les fleurs et les feuilles de cette plante sont employées, savoir : les fleurs en infusion et comme tisane adoucissante dans les maladies inflammatoires ; les feuilles, en décoction pour des compresses également adoucissantes.

Boutons. — La peau se couvre souvent de boutons abondants qui ne sont le symptôme d'aucune maladie et qui n'offrent aucun caractère dangereux. Il n'y a pas lieu de s'en occuper. Si cependant ils reviennent périodiquement, il faut faire usage de bains tièdes et de boissons acidulées.

Bronchite. — Voir *Rhume, Catarrhe, Grippe*.

Brûlures. — Suivant des praticiens expérimentés, le remède le plus propre à calmer la douleur et à favoriser la guérison des brûlures *à tous les degrés* consiste dans l'emploi du *coton cardé*. On procède ainsi : on pince délicatement les ampoules ou *cloches* avec le bout d'une paire de ciseaux fins, afin de donner écoulement au liquide séreux qui y est contenu, mais *en se gardant bien de déchirer ou d'enlever la peau*. Cela fait, on lave légèrement la partie affectée avec de l'eau froide et on la couvre immédiatement après avec plusieurs *couches minces* de *ouate de coton* ou de coton cardé, de manière qu'elle soit pour ainsi dire matelassée et garantie de tout contact et de toute impression extérieure. Les brûlures *peu intenses* sont guéries en quelques jours par cette simple médication et sans qu'on *soit obligé de renouveler l'appareil*. Pour des brûlures plus graves, suivies d'une suppuration abondante, il faut à chaque pansement remplacer le coton qui a servi par de nouvelles couches fraîchement cardées, et continuer ainsi jusqu'à parfaite guérison.

Les autres remèdes consistent toujours à ouvrir les cloches et à laver les brûlures avec l'eau la plus fraîche possible, glacée si on en a, puis à la panser avec de la *pomme de terre crue râpée*, qu'on remplace dès qu'elle s'échauffe et que les douleurs recommencent. On se sert encore de la teinture de benjoin composée, si connue sous le nom de *Baume du commandeur*. On applique sur la plaie une *compresse trempée dans l'eau, à laquelle on a ajouté au préalable de huit à dix gouttes, par cuillerée d'eau, dudit baume*. A mesure que la compresse se sèche *on l'humecte, sans déranger le pansement*, avec le même liquide versé goutte à goutte.

Mais, répétons-le, les premiers secours à donner sont le *pinçage* des cloches et le *lavage à l'eau froide*. S'il est possible de tremper dans l'eau la partie brûlée, on le fait et on l'y maintient jusqu'à ce que les douleurs s'apaisent. Dans le cas contraire on l'arrose continuellement.

Bugle. — Deux ou trois pincées des fleurs de cette plante bouillies dans de l'eau ou du lait, qu'on sucre ensuite avec du miel, donnent un excellent gargarisme pour combattre les maux de gorge.

Calmants. — Ce sont des médicaments opiacés qu'on emploie pour calmer les affections et les douleurs nerveuses :

tels sont le *sirop diacode*, le *laudanum*, le *baume tranquille*. Les autres calmants sont le *sirop de pavot*, la *décoction de têtes de coquelicot*, l'*extrait de gentiane*. Le *camphre*, l'*éther* et le *chloroforme* peuvent être aussi employés comme calmants, mais il convient de prendre l'avis d'un médecin.

Camomille. — Les fleurs de cette plante servent à préparer des infusions efficaces contre les faiblesses d'estomac et les spasmes nerveux.

Camphre. — Il est devenu d'un usage fréquent à cause de ses propriétés sur la circulation, la respiration et le système nerveux. Pris à l'intérieur, le camphre est un médicament sédatif puissant, mais dont il ne faut user que d'après l'avis du médecin. Dans quelques cas, en l'absence des secours de l'art, on peut appliquer *extérieurement* le camphre à la guérison de certaines affections locales, par exemple l'*érysipèle*. La douleur et l'inflammation sont calmées par l'application du *camphre en poudre*, qu'on recouvre d'une compresse d'eau fraîche, et qu'on a soin d'humecter, *sans la déplacer*, à mesure qu'elle se sèche.

Plusieurs préparations dont le camphre est la base sont *exclusivement* pour l'usage *externe*. Ce sont : l'*eau camphrée*, l'*eau-de-vie camphrée*, le *vinaigre camphré* et l'*huile camphrée*.

Carreau. — (Voir *Entérite*, page 34.)

Catarrhe. — Cette affection, surtout commune chez les personnes âgées, n'offre rien de dangereux par elle-même; mais elle demande des soins très-attentifs surtout pendant l'hiver et les temps humides.

Régime léger, aucun excès, usage habituel de la flanelle sur la peau, air tempéré, voilà les moyens de diminuer les désagréments de cette affection.

Cautérisation. — On pratique la cautérisation par l'application d'un morceau de fer ou de cuivre *chauffé au rouge blanc*. En cas de morsure par un animal enragé, il ne faut pas craindre de *brûler à fond, et un peu au-delà de la partie mordue*. Il faut brûler partout où il y a des traces de morsure, *même là où la peau ne paraît pas entamée*. Pour la *morsure de la vipère*, la cautérisation par l'*ammoniaque liquide* est préférable. C'est pourquoi nous conseillons fortement aux habitants des localités où les vipères sont communes, d'avoir toujours *chez eux* et aussi *sur eux*, lorsqu'ils vont dans les bois ou aux champs, un flacon d'*ammoniaque liquide*. C'est le seul moyen de pouvoir cautériser sans perte de temps et de faire disparaître tout danger. *Il ne faut jamais* pratiquer la cautérisation avec du *vitriol bleu*, de l'*arsenic* ou du *sublimé corrosif*.

Centaurée. — La racine fraîche de cette plante bouillie dans un demi-litre d'eau (30 ou 40 grammes de racine) donne une décoction tonique et fortifiante. Si la racine est sèche, il en faut le double pour la même quantité d'eau. La *petite centaurée*, prise en *infusion* à la dose de 30 grammes pour un litre d'eau, est *fébrifuge* et combat la faiblesse des *organes digestifs*.

Cérat. — Le cérat appliqué sur les plaies en apaise l'inflammation et tend à les cicatriser. Mais comme il y en a de plusieurs sortes, c'est au médecin seul qu'il appartient d'indiquer celui qu'il faut d'après la nature des plaies.

Chaleur. — La chaleur la plus favorable à la santé est celle qui n'est ni excessive, ni accompagnée d'humidité. Une haute température longtemps soutenue développe des congestions cérébrales, des méningites, des attaques d'aliénation mentale. Pendant les fortes chaleurs, il faut éviter surtout les *refroidissements*, les *temps d'arrêt* dans la transpiration, et résister à la tentation des *boissons glacées* et des *fraîcheurs* du soir et du matin.

Champignons. — Ils sont peu substantiels et d'une digestion difficile. Ils ne conviennent ni aux femmes, ni aux enfants, ni aux personnes sédentaires. L'*empoisonnement* par les champignons est presque toujours *mortel*. Les symptômes ne se produisent d'ordinaire que cinq, dix, et même vingt-quatre heures après qu'on a mangé les champignons *vénéneux*, mais, dès qu'on aperçoit ces symptômes, il faut *tout de suite* provoquer le vomissement au moyen de 15 *centigrammes d'émétique dans un verre d'eau*; un quart d'heure après, on commence à donner, en trois fois et à vingt minutes d'intervalle, un second verre d'eau dans lequel on a fait fondre une égale quantité d'émétique, ou bien encore 120 centigrammes d'ipécacuanha ou 32 grammes de sel de Glauber. A défaut de ces médicaments, il faut employer l'*eau tiède* par demi-verre et introduire dans le gosier les barbes d'une plume trempées dans l'huile. Dans les intervalles des nausées, donner de l'eau fortement vinaigrée, de l'éther ou de la liqueur d'Hoffmann à forte dose dans une petite quantité d'eau. Moindre à cela, quand le malade a vomi, *de demi-heure en demi-heure*, une cuillerée à bouche d'une potion composée d'huile de ricin et de 45 grammes de sirop de fleurs de pêcher. Ces soins se donnent immédiatement et en attendant l'arrivée du médecin.

Charbon. — Cette maladie des animaux se communique parfois aux hommes à la suite de piqûres. Comme les progrès du mal sont excessivement rapides, il faut immédiatement, et pendant qu'on va chercher un médecin, *faire une incision en croix sur la tumeur*, et, à défaut de *beurre d'antimoine*, appliquer des *feuilles de noyer broyées et pilées*. Provoquer ensuite le vomissement au moyen de l'eau tiède et d'une barbe de plume trempée dans l'huile et introduite dans le gosier. Joindre au traitement des *lavements purgatifs*.

Charcuterie. — Elle est d'une digestion difficile et étouffante ; c'est pourquoi il faut en user sobrement et s'en *abstenir* pendant les grandes chaleurs et les temps humides. Il ne faut la consommer encore que *très-fraîche*.

Chausse-Trape. — Les fleurs et les feuilles de cette plante, en infusion dans de l'eau bouillante, ou en macération dans du vin blanc, sont toniques et fortifiantes.

Chlore. — C'est un excellent désinfectant. L'*eau chlorurée* n'est pas moins utile pour laver les plaies de mauvaise nature et les morsures d'*animaux venimeux*.

Choléra. — Il convient, en temps d'épidémie, de conserver le sang-froid, la tranquillité de l'esprit, de ne rien changer à sa manière de vivre, d'éviter seulement tous les excès, et de bien se pénétrer de ceci : que le choléra n'est pas contagieux, c'est-à-dire qu'il ne *se gagne pas par le contact de ceux qui en sont atteints*. Les symptômes de la maladie sont les *grouillements d'entrailles*, la *colique*, le *dévoiement*, bientôt suivis de *douleurs au creux de l'estomac*, du *manque d'appétit*, de *maux de tête*, des *lassitudes*, des *envies de vomir*, enfin *de crampes*. Dès l'apparition de ces accidents précurseurs, il faut s'empresser de les attaquer vivement. En même temps donc que l'on va chercher un médecin, on donne au malade un *bain de jambes très-chaud* d'un quart d'heure rendu plus actif en y ajoutant du *sel*, du *savon*, du *vinaigre* ou de la *moutarde en poudre*. On couche ensuite le malade et on recouvre tout le bas-ventre de cataplasmes faits avec de la mie de pain de la pomme de terre ou de la *farine délayée dans une* *forte décoction* de têtes de pavots, ou bien ces *mêmes cataplasmes* préparés à l'eau et arrosés de *laudanum*. Il faut que ces cataplasmes soient souvent renouvelés afin d'être constamment chauds et humides. Toutes les heures, faire boire une *infusion* de fleurs de mauve, de violette, de tilleul ou bien de *l'eau de riz légère;* dans l'une ou l'autre de ces infusions faire dissoudre de la gomme arabique. Ce premier traitement doit être complété par des *demi-lavements* ou des *quarts de lavements* avec des décoctions, soit d'*amidon*, soit de *son*, auxquels on ajoute *moitié* d'une forte décoction de *têtes de pavots* ou de *feuilles de laitue*, et, mieux encore, 6 à 8 gouttes de la teinture de Rousseau ou 15 à 20 gouttes de laudanum de Sydenham. On combat les crampes par de fortes frictions avec la flanelle chaude. Si les urines se suspendent, on donne toutes les deux heures 20 centigrammes de sel de nitre dans une cuillerée d'eau sucrée. Enfin, si le refroidissement gagne le malade, il faut lui faire boire des infusions de *menthe*, de *sauge*, de *mélisse*, du *café pur et bien chaud* et même du *punch*. *En même temps*, agir à l'extérieur, en couvrant le malade de couvertures, en cherchant à le réchauffer par tous les moyens possibles, les *briques chaudes*, les *sachets de son ou de sable bien chauffés*, les *massages*, les *frictions* sèches ou chaudes, l'*ortication*, c'est-à-dire en frappant les *membres* et le *corps*, à de *fréquentes réprises*, avec des *orties fraîches*.

Cholérine. — En temps d'épidémie, la cholérine est très-souvent le précurseur du choléra et doit être soignée comme il a été dit pour les symptômes du choléra; dans le cas contraire, sans s'astreindre à rester au lit, on garde la chambre autant que possible, en faisant usage matin et soir d'une infusion de *menthe poivrée prise chaude et bien sucrée*. Si la diarrhée persiste, les lavements à la graine de lin et à la décoction de *tête de pavot*, l'*eau de riz gommée*, le *repos absolu* et une nourriture très-légère en viennent à bout assez facilement.

Chorée. — C'est l'affection connue sous le nom de *Danse de Saint-Guy*, qui n'est malheureusement pas rare chez les enfants d'un tempérament débile et dont le système nerveux est très-surexcité. Ce n'est que le médecin qui peut entreprendre la guérison d'une pareille affection. Tout ce qu'il nous est permis de dire, c'est que la *chorée* peut se déclarer après une *frayeur subite* ou bien chez les enfants faibles, qui vivent sous l'empire d'une *terreur habituelle causée par un excès de sévérité de la part de ceux qui les gouvernent.* Enfin les *coups,* spécialement les *coups sur la tête,* peuvent faire déclarer la chorée.

Chou rouge. — Le sirop de chou rouge est un des meilleurs sirops pectoraux qui existent. On l'emploie avec avantage dans les maux de poitrine et surtout dans les catarrhes chroniques.

Chute. — Lorsqu'une chute n'est suivie ni de fracture, ni d'aucune lésion apparente, la victime est le plus souvent sous le coup d'un *étourdissement* voisin de la *stupeur.* Il ne faut lui offrir ni *bouillon* ni *liqueurs spiritueuses,* qui lui feraient plus de *mal que de bien.* Une légère aspersion d'*eau fraîche* sur les *mains* et sur le *visage,* puis quelques gorgées du *même liquide,* c'est tout ce qu'il convient de faire.

Cicatrices. — Les cicatrices doivent être tenues dans un état de propreté rigoureux; il faut les mettre à l'abri du frottement des vêtements de laine ou de drap, et en général de tout contact un peu rude. Si elles menacent de s'ouvrir, il faut les laver fréquemment avec de l'eau fraîche additionnée d'un peu d'acétate de plomb; s'il se produit un suintement et qu'il se forme des croûtes, il faudra se garder de les enlever et on continuera les lotions ou *lavages* en y joignant tous les jours des *onctions* légères avec un corps gras.

Ciguë. — Les diverses plantes désignées sous ce nom sont des poisons dangereux. Dans tous les cas d'empoisonnement par la ciguë, il faut se hâter de provoquer les vomissements soit par l'eau tiède et le chatouillement de la gorge, soit par l'émétique en petite dose. On fait ensuite boire de l'eau acidulée avec du vinaigre ou du jus de citron.

Cochléaria. — Plante très-antiscorbutique. Les personnes qui ont les gencives sanguinolentes ou mollasses doivent mâcher fréquemment des *feuilles fraîches* de cette plante. C'est le meilleur moyen de raffermir les chairs et de prévenir les ulcérations de la bouche. Cesser lorsqu'il se produit de l'inflammation.

Coings. — Ce fruit est astringent et tonique. Le *sirop de coings* et le *vin de coings* s'emploient contre le *crachement de sang* et les *diarrhées rebelles.*

Compère-Loriot. — (Voir *Orgelet*.)

Congestion. — (Voir *Apoplexie*, page 9.)

Consoude. — La racine de la *Grande Consoude* est émolliente et calmante comme la guimauve et la graine de lin ; on l'emploie aussi sèche ou verte, en *décoction*, comme astringent, contre les diarrhées et les dyssenteries. Ecrasée et appliquée sur les tumeurs enflammées, elle calme les douleurs.

Constipations. — Quand la constipation survient passagèrement chez des personnes qui n'y sont pas habituellement sujettes, elle cède à l'emploi du bouillon de veau et des lavements à l'eau de son, auxquels on ajoute au moment de les prendre une ou deux cuillerées d'huile commune. Lorsque la constipation tient au tempérament, les seuls moyens de la combattre consistent dans l'exercice modéré, l'abstention de liqueurs spiritueuses et d'aliments échauffants, l'usage de bains tièdes et de boissons délayantes.

Contusions. — On appelle ainsi les blessures qui ne sont pas accompagnées de *déchirement de la peau* et qui ne provoquent que de simples taches. Lorsque les contusions sont légères, après quelques compresses d'eau froide on en abandonne la guérison à la nature ; si elles sont accompagnées de *meurtrissures* et de *gonflement*, après les compresses rafraîchissantes, on emploie comme résolutifs l'*eau blanche* (extrait de Saturne) ou l'*eau-de-vie camphrée* étendue d'eau. Si ces résolutifs manquent, on racle légèrement du savon de manière à en obtenir quelques bandes très-minces qu'on mêle à quelques cuillerées d'eau-de-vie pour en faire une pâte molle qu'on applique sur les contusions. *Mais il ne faut se servir des moyens ci-dessus* que lorsque la contusion est de nature à *se résoudre sans plaie*, ou à ne faire *craindre la formation d'aucun abcès*.

Convulsions. — La formation des premières dents, la présence des vers, la première période de la rougeole ou de la scarlatine sont souvent, chez les tout petits enfants, accompagnées de convulsions. Dans ces cas, il ne faut administrer qu'un peu d'eau fraîche sucrée mêlée avec *partie égale* d'eau de fleurs d'oranger. Pour le surplus, il convient d'appeler un médecin, lequel jugera s'il y a lieu d'agir sur l'enfant ou sur la nourrice. Si l'enfant ne tète plus, on peut, à la suite des convulsions, appliquer de légers sinapismes aux jambes et lui faire prendre quelques demi-lavements avec une cuillerée de miel de *mercu-*

riale ; mais là doivent se borner les soins donnés en l'absence du médecin. Chez les personnes adultes, les convulsions ne sont rien autre que ce qu'on appelle vulgairement *attaques de nerfs*. Elles n'offrent généralement aucun danger ; à moins que les attaques de nerfs ne dépendent d'affections plus graves, dont nous n'avons pas à parler ici.

Coquelicot. — Les pétales de cette plante s'emploient en infusion et fournissent une, boisson à la fois calmante et adoucissante ; excellente pour les enfants et les personnes délicates.

Coqueluche. — Cette affection est trop connue pour que nous en décrivions les symptômes. Pour les soins à administrer, tout ce que nous pouvons dire, c'est que pendant la première période, il faut combattre les quintes de toux par l'emploi de pectoraux et de calmants (infusion de fleurs de violette, de mauve ou de coquelicot, à laquelle on ajoute quelques cuillerées d'une potion gommeuse et d'un looch blanc). Une manière d'abréger la durée et l'intensité des quintes consiste à faire boire le malade à petits coups *pendant les quintes mêmes*. Dans la seconde période, les toniques et les légers-excitants hâtent la guérison. Si la maladie a trop affaibli les enfants, on fera usage avec avantage de décoctions de quinquina ou de lichen d'Islande et de l'infusion, soit de serpolet, soit de lierre terrestre. Un régime fortifiant, principalement composé de viandes rôties, est de rigueur. Pendant les quintes, il faut avoir soin de placer l'enfant dans une *position assise* et de lui tenir la tête un peu relevée et soutenue avec la main appuyée sur le front. La coqueluche est contagieuse et se communique par l'haleine ; sa durée est de plusieurs mois. En fait de remèdes *certains* contre cette affection, il n'en existe pas ; toutes les pâtes, tous les sirops, que l'on vend comme tels ne sont que de simples adoucissants. Jusqu'à ce jour, on ne connaît que le *déplacement* pour agir efficacement et promptement contre la coqueluche.

Cors aux pieds. — Tout ce que nous dirons sur cette matière, c'est que les nombreux remèdes dont on vante l'efficacité contre les cors sont généralement sans effet. Nous classons dans cette catégorie : les emplâtres de savon, de gomme ammoniaque, de galbanum, d'ail pilé, les feuilles de joubarbe, de lierre de vigne, etc., etc., sans parler, bien entendu, des prétendus *secret* offerts par les charlatans. Se couper de temps en temps les couches superficielles des cors, ou bien se faire extraire ces derniers par un pédicure, voilà, selon nous, le meilleur moyen de se soulager ; quant à se préserver des cors, il n'existe d'autre moyen que celui qui consiste à ne faire usage que de chaussures bien adaptées à la forme du pied et qui le maintiennent sans le presser. Une recommandation à faire est celle-ci : se garder, pour extirper les cors, des substances corrosives, eau-forte ou huile de vitriol ; ces moyens sont toujours dangereux, parce qu'on n'est pas maître de limiter l'action de ces substances. Contre les *durillons* nous recommandons l'emploi des cataplasmes pour les *amollir*, et l'emploi de la pierre ponce ou d'une lime douce pour les *user*. Contre les *œils-de-perdrix*, beaucoup de patience et les soins suivants en viennent à bout : le jour, on met un petit tampon de ouate entre les doigts du pied, où sont logés les œils-de-perdrix ; la nuit on substitue à la ouate une couche de suif à demi fondue, et chaque matin on trempe le pied dans de l'eau tiède, puis on enlève le suif et toutes les petites peaux qui se détachent. Ce traitement suivi pendant deux mois vient à bout des œils-de-perdrix.

Cordiaux. — Ces médicaments sont : le safran, la menthe, la mélisse, l'angélique, la sauge et les liqueurs telles que l'eau de Cologne, l'eau de mélisse, l'éther sulfurique et la *liqueur d'Hoffmann*. Les infusions cordiales de plantes se donnent par tasses ou demi-tasses, chaudes ou sucrées. Les cordiaux spiritueux, au contraire, se donnent par gouttes, dans de l'eau fraîche sucrée. On ne doit pas faire un emploi inconsidéré des cordiaux. En règle générale, on ne les administre que dans les cas de *faiblesse* et de *spasmes nerveux* aux personnes *naturellement faibles et délicates* ; mais, dans le cas de *faiblesse passagère*, chez les personnes robustes, les cordiaux, jusques et y compris la *goutte d'eau-de-vie*, sont plus nuisibles que favorables.

Coups. — Les petits enfants sont exposés à des chutes fréquentes d'où résultent des *coups*, des *contusions*. Ces accidents sont presque toujours sans danger ; mais la prudence exige que pendant deux ou trois jours on frictionne la partie contusionnée avec de la teinture d'arnica et qu'on fasse boire à l'enfant, le matin à jeun, une petite tasse d'infusion de fleurs d'arnica légèrement sucrée. Un bain de pieds avec savon, à la cendre ou au sel, est encore une chose utile. Que si l'enfant, après une chute, se plaint du mal de tête ou est sujet à l'assoupissement, il faut appeler le médecin. Pour les contusions à la tête, il faut rompre avec cette pratique qui consiste à appliquer sur la *bosse* une pièce de monnaie ; des compresses imbibées d'eau froide, qu'on rend plus résolutives par l'addition de quelques gouttes d'eau-de-vie, de vinaigre, d'acétate de plomb, valent mille fois mieux. Que s'il n'y a ni abattement, ni faiblesse chez la personne contusionnée, il ne faut faire usage d'aucun *vulnéraire* ou *cordial*.

Coup de sang. — (Voir *Apoplexie*, page 9.)

Coup de soleil. — Il peut avoir les suites les plus graves pour les personnes qui en sont frappées étant endormies ou en état d'ivresse. La première chose à faire, c'est de donner au malade un bain de pied aussi chaud qu'il pourra le supporter et prolongé pendant vingt minutes, *l'eau étant toujours maintenue très-chaude.* Des lavements irritants, préparés avec de l'eau salée, vinaigrée ou savonneuse, sont très-utiles. On applique sur la partie frappée des compresses imbibées d'eau acidulée très-fraîche et on donne à boire à volonté : limonade, petit-lait ou simplement eau acidulée.

Couperose. — Cette affection est caractérisée par la rougeur et l'induration de la peau du visage ainsi que par des boutons qui se manifestent à la face et qui, en suppurant, se convertissent en espèces de mamelons. Elle atteint plus particulièrement les femmes de quarante à quarante-cinq ans, qui ont fait des excès de table ou abusé des cosmétiques. Cette affection est le plus souvent rebelle à toutes les ressources de l'art de guérir. Dans tous les cas, son traitement n'est pas du domaine de la médecine domestique.

Coupure. — Il ne faut appliquer ni toiles d'araignée, ni persil broyé, ni compresses imbibées d'eau-de-vie, d'eau de Cologne, d'eau salée, etc. etc., mais, *sans laisser couler longtemps* le sang qui s'en échappe, rapprocher les bords de la plaie et les maintenir au moyen de taffetas d'Angleterre, préalablement mouillé avec de la salive ou un peu d'eau. A défaut de taffetas gommé, on emploie du diachylon, du papier Fayard ou enfin, surtout si la coupure est légère, un simple linge bien propre. Le bandage ne doit être que médiocrement serré. Si la coupure est large et profonde, il faut, au contraire, laisser

couler le sang, parce que cet écoulement diminue les chances
d'inflammation. Si la coupure saigne peu et tend à s'engorger,
la laver à l'eau tiède ; si le saignement menace d'hémorragie,
laver à l'eau fraîche et, en attendant le médecin, s'efforcer
d'arrêter le sang avec de la charpie et des compresses de linge
solidement assujetties. Il est bon, pendant les fortes chaleurs, de
mouiller les tampons avec un peu d'eau mêlée de quelques
gouttes de teinture de benjoin composée.

Courbature. — Lorsqu'elle n'est que le résultat d'un excès
de fatigue, elle cède à un bain d'eau tiède et à l'usage, pendant
deux ou trois jours, de thé léger ou d'infusions légères, de
menthe poivrée. Mais souvent la courbature est le début d'une
maladie caractérisée ; dans ce cas, elle ne doit pas être traitée
par elle-même et il faut recourir à la science du médecin.

Cours de ventre. — (Voir *Diarrhée*, page 29.)

Crachement de sang. — C'est toujours un symptôme
grave, même lorsqu'il provient sans cause apparente. Lorsqu'il
est abondant, il faut, en attendant le médecin, plutôt *asseoir*
que *coucher* le malade, lui faire respirer un air frais et lui
donner à boire de l'eau la plus froide possible. Le malade doit
se tenir immobile, silencieux et résister autant que possible au
besoin de tousser. Des sinapismes aux jambes font très-bien.
En général, de quelque façon que se produisent les crachements
de sang, qu'ils soient abondants ou légers, il faut toujours
consulter un médecin.

Crampe. — Lorsqu'il s'agit de crampes qui accompagnent
le choléra, nous avons dit, à ce mot, ce qu'il convenait de faire.
Les autres genres de crampes tenant à des travaux qui fatiguent
une partie du corps plutôt que les autres, il suffit d'un repos
relatif, sans l'emploi d'aucun remède pour les faire cesser. Les
crampes au mollet ou aux doigts de pieds sont fréquentes
pendant la nuit chez les gens qui marchent beaucoup ; elles
cèdent à l'application subite du froid, en posant la plante du
pied sur le carreau ou sur une plaque de marbre.

Crevasses. — Elles sont produites par les alternatives de
chaud et de froid, de sécheresse et d'humidité. Voici, pour les
soigner, la composition d'un onguent très-efficace : moelle de
bœuf crue, 30 grammes ; graisse de rognon de veau, 60 grammes ;
huile d'olives, 15 grammes ; miel blanc, 15 grammes ; camphre,
1 gramme 1/2. La moelle de bœuf, la graisse de veau et l'huile

sont fondues ensemble sur un feu doux et passées à travers un linge clair; on ajoute le miel quand le mélange est à moitié refroidi et le camphre en poudre lorsqu'il est tout à fait froid.

Croissance. — Lorsqu'elle est trop rapide, la croissance fait éprouver aux enfants différentes affections contre lesquelles la sollicitude des parents et l'art du médecin ont difficilement raison. C'est assez dire que nous nous bornerons à conseiller le changement d'air, une nourriture substantielle et de facile digestion, enfin l'usage du vin de gentiane ou du vin de quinquina, à la dose d'un verre à liqueur avant chaque repas.

Group. — C'est l'affection la plus redoutable qui puisse attaquer les enfants. Elle sévit d'ordinaire sur les petits êtres de deux à sept ans; et la marche est si rapide que le plus souvent elle déjoue toutes les mesures prises pour la combattre. C'est pourquoi, dès les premières atteintes, et sans attendre le médecin, que pourtant on est allé chercher, il faut faire vomir l'enfant avec du sirop d'ipécacuanha donné par cuillerées de cinq en cinq minutes, ou avec de l'émétique à la dose de 5 à 10 centigrammes, dans un verre d'eau, qu'on administre de même par cuillerées, à de courts intervalles, et *jusqu'à ce que l'on obtienne les vomissements. En même temps* on met les sinapismes aux pieds et aux mollets et on applique des sangsues des deux côtés de la gorge, en faisant en sorte que le *nombre desdites sangsues* soit *égal* au *nombre d'années de l'enfant.*

Cuivre. — (Voir *Vert-de-gris*, page 62.)

Danse de Saint-Guy. — (Voir *Chorée*, page 19.)

Dartres. — La propreté la plus minutieuse, un grand soin à éviter les refroidissements et à s'abstenir de toutes sortes d'aliments échauffants et excitants, de liqueurs fortes, voilà le régime que doivent suivre strictement les personnes atteintes d'affections dartreuses, même légères ou insignifiantes. N'oubliez jamais qu'il est de la nature des dartres de se transformer et de prendre d'un moment à l'autre une gravité inattendue. Quant aux remèdes familiers qui font disparaître les éruptions dartreuses, qu'on sache bien qu'il ne faut pas s'y fier; leur effet n'est que passager. Le seul traitement, c'est l'emploi *prolongé* des dépuratifs, des purgatifs, des bains locaux ou généraux, enfin de médicaments externes qui ne peuvent être appliqués que par un médecin. Quoique les dartres ne soient pas à proprement parler contagieuses, il n'en est pas moins démontré qu'elles peuvent se communiquer. C'est pourquoi il est prudent à ceux qui soignent et pansent les dartres de se frotter les mains avec un peu de pommade soufrée. Les eaux minérales d'Uriage, d'Enghien et de Baréges, sont considérées comme très-efficaces pour la guérison des affections dartreuses.

Décoction. — Ce mot signifie qu'il faut *faire bouillir* à l'air libre, les plantes, racines, écorces, bois et certaines semences destinés à être employés en *tisanes* ou autres remèdes. Généralement, il ne faut pas trop prolonger les décoctions qui doivent être *employées en tisane*.

Dégoût. — C'est la répulsion pour toute espèce d'aliments et souvent le symptôme d'une maladie aiguë. Dans ce cas, il faut se garder de chercher à faire revenir l'appétit en offrant au malade des mets particulièrement à son goût : cela n'aboutirait qu'à rendre plus prompte et surtout *plus grave* l'invasion de la maladie dont il est menacé. Si ce dégoût se prolonge à la suite d'une affection chronique qui semble en voie de guérison, ou pendant une convalescence bien prononcée, il présage presque toujours une rechute : aussi ne doit-on pas manquer d'en instruire le médecin. Il faut agir de même lorsque, pendant le cours d'une maladie sérieuse, ce dégoût *cesse tout à coup* et qu'il est remplacé subitement par un désir impérieux d'aliments ; c'est l'indice d'une mort prochaine. Si le dégoût n'est accompagné d'aucun symptôme de maladie, on le combat avec succès par les *pastilles de chocolat au lactate de fer* et la poudre de magnésie calcinée et de rhubarbe *par parties égales*.

Délayants. — (Voir *Infusions* et *Lavements*, p. 13 et 46.)

Délire. — Chez les enfants et les individus délicats, d'un tempérament nerveux, la moindre fièvre est accompagnée de délire ; aussi, dans ce cas, n'a-t-il rien d'alarmant ; le calme revient au moyen de l'eau de fleurs d'oranger, de l'infusion de feuilles d'oranger ou de laitue, enfin par l'éther ou la liqueur d'Hoffmann à la dose de quelques gouttes dans un demi-verre de tisane ou d'eau sucrée. Quant aux délires qui, pour être apaisés, exigeraient l'emploi de préparations opiacées, notamment du *sirop diacode*, il n'appartient qu'aux médecins de les soigner.

Démangeaisons. — Qu'elles soient le résultat du défaut de propreté, du tempérament ou de l'âge (les personnes maigres ou bilieuses, les enfants délicats, les vieillards, y sont particulièrement sujets), les démangeaisons cessent avec l'emploi des bains généraux ou locaux. Si, au contraire, les démangeaisons sont le résultat des diverses maladies de la peau, il va sans dire qu'elles ne peuvent disparaître que par le traitement spécial à ces maladies.

Dentition. — Elle commence au plus tôt à l'âge de six mois et se termine à deux ans et demi ou trois ans. Les premières dents qui percent sont ordinairement les deux incisives placées au milieu de la mâchoire inférieure. Le travail de la première dentition est toujours critique, surtout pour les enfants délicats : Les rougeurs à la face dites *feux de dents*, les aphthes ou petites ulcérations de la bouche, la toux, le flux du ventre, la fièvre, l'insomnie, les convulsions, tels sont les accidents qui se manifestent le plus ordinairement. Les moyens curatifs sont difficiles à prescrire ; aussi nous bornerons-nous à quelques conseils généraux, par exemple : faire vivre à l'air libre les enfants, les sortir tous les jours, excepté pendant les temps trop froids ou trop humides ; leur choisir des aliments peu solides, d'une digestion facile et nullement excitants ; faire en sorte que la tête de l'enfant ne soit pas trop couverte et qu'aucun lien ne gêne la libre circulation du sang, enfin, deux ou trois fois par semaine le plonger, pendant dix ou quinze minutes, dans un bain d'*eau de son tiède*. En cas de constipation, faire usage de petits lavements d'*eau de guimauve.*

Dents. — On ne saurait trop recommander la propreté des dents ; c'est un des meilleurs moyens pour les conserver. L'eau pure aromatisée avec quelques gouttes d'essence de menthe ou d'anis est préférable à toutes les eaux composées. Cependant l'eau de Botot n'a rien de nuisible, mais il faut proscrire l'usage des acides en général et surtout du citron, qui blanchissent, il est vrai, les dents, mais en attaquent l'émail. Après les repas, il est sain de se laver la bouche avec de l'eau tiède et encore de se nettoyer les dents au moyen d'un cure-dents en tuyau de plume ; les épingles, la pointe d'un couteau et n'importe quel métal en général les disposent à se gâter. Nous recommandons également de ne casser avec les dents ni noix, ni noisettes, ni noyaux de fruits, ni même fil, parce qu'il a passé à la teinture, laquelle est imprégnée d'acides. Ces soins et précautions appliqués assidûment et intelligemment peuvent jusqu'à un certain point préserver de cette souffrance aiguë qu'on appelle le *mal des dents* et contre laquelle il n'y a de remède sûr et efficace que l'extraction de la dent malade. Toutefois, nous dirons que le *camphre* est l'une des substances les plus propres à calmer les maux de dents. Pour apaiser les souffrances les plus aiguës, il suffit quelquefois d'introduire dans la dent une boulette de coton cardé imbibée d'alcool camphré ou d'éther saturé de camphre. Nous indiquerons encore les deux moyens suivants : 1° mâcher une petite *racine de noyer* dont on aura enlevé la première écorce ; 2° se gargariser la bouche avec du vinaigre pur dans lequel on aura trempé pendant quelques instants un morceau de fer rougi au feu. Mais, répétons-le, ce ne sont là que des palliatifs momentanés ; encore faut-il qu'ils réussissent. Les personnes qui ont les gencives *molles* et *saignantes* devront se gargariser fréquemment avec de l'*eau-de-vie de Cognac* ou de l'*esprit de cochléaria* étendu d'eau.

Dépuratifs. — Nous citerons les plantes suivantes : la bardane, la chicorée sauvage, la douce amère, la fumeterre, la gentiane, le houblon, la patience, le pissenlit, la salsepareille, la saponaire, la scabieuse.

Désinfectants. — On désigne ainsi les substances qui servent à absorber, détruire ou neutraliser les gaz méphitiques, les émanations infectes. Le *chlore* et les *chlorures de chaux, de soude* ou *de potasse* sont les meilleurs désinfectants connus. Les désinfectants s'emploient en *fumigations* ou en *lavages*.

Dévoiement. — (Voir *Diarrhée*, ci-après.)

Diarrhée. — Sans coliques violentes ni autre dérangement de la santé, la diarrhée n'est qu'une simple indisposition que la diète et le repos font disparaître. Si les selles, sans être sanguinolentes, sont fréquentes et accompagnées de tranchées douloureuses, on donne des demi-lavements préparés avec une décoction de tête de pavot et de l'amidon, et on fait boire *par jour quatre verres* d'une décoction de racines de grande consoude ou bien d'eau de riz gommée. Si la diarrhée ne cède pas, c'est qu'elle tient à des causes que le médecin seul peut apprécier. Chez les enfants, lorsque la diarrhée est produite par le travail de la dentition, il ne faut point l'arrêter. Seulement, il faut réagir sur le lait de la nourrice en lui faisant prendre du vin vieux ou d'autres toniques.

Diète. — C'est la privation plus ou moins complète d'aliments et, le plus souvent, la seule prescription sérieuse à faire au début d'une grande maladie et avant l'arrivée du médecin. Dans tous les cas, c'est à ce dernier à la régler et à ceux qui soignent les malades de suivre scrupuleusement et à la lettre ce qu'il a prescrit.

Digestion. — Le maintien de la santé dépend d'une bonne digestion ; et, en général, une bonne digestion s'obtient en évitant, immédiatement après les repas et pendant le premier travail, la fatigue du corps et d'esprit.

Digitale. — Cette plante est principalement administrée comme calmant, à la dose de 3 à 5 centigrammes, dans l'asthme, les palpitations et les toux nerveuses. A une dose plus élevée la *digitale est un poison.* On ne doit l'employer que sur l'avis d'un médecin.

Diurétiques. — On appelle ainsi les plantes qui ont pour effet d'augmenter les secrétions urinaires. Parmi ces plantes, les unes sont émollientes ; ce sont : la bourrache, le chiendent, la pariétaire ; les autres sont excitantes ; ce sont : l'arrête-bœuf, le céleri, le genevrier, le petit-houx.

Dose. — Il faut observer rigoureusement les doses ordonnées par le médecin. Les médicaments pris en trop grande quantité peuvent provoquer des accidents funestes ; en trop petite quantité ils ne produisent aucun effet utile.

Douce-Amère. — Cette plante grimpante sarmenteuse fournit des feuilles et des tiges qui, fraîches ou desséchées, sont d'un grand effet, savoir : les *feuilles,* pour *cataplasmes émollients;* les *tiges* en décoction, comme *tisane dépurative.* Les baies ou fruits sont vénéneux.

Douleurs. — (Voir *Rhumatismes,* page 57.)

Dyssenterie. — C'est une maladie trop grave pour que nous indiquions ici son traitement. Tout ce que nous devons dire, c'est qu'en attendant le médecin il faut imposer la diète au malade, lui donner comme boisson de l'eau-de-vie gommée et lui administrer des lavements à l'amidon préparés avec une forte décoction de tête de payot.

Eau. — Pour être potable, il importe qu'elle soit incolore, limpide, inodore et sans saveur. La meilleure est celle qui est le moins chargée de sels, ce qui se reconnaît quand elle dissout le savon sans former de grumeaux. Les légumes secs, pois, haricots, fèves, doivent y cuire facilement. Comme boisson, l'eau doit être prise à la température de 10 à 12 degrés. Bue très-froide ou glacée, lorsque le corps est en sueur à la suite d'un exercice plus ou moins violent, l'eau peut offrir de graves dangers. L'eau chaude bue seule est d'une digestion difficile, sucrée, elle calme presque instantanément les coliques d'estomac et d'intestin. L'eau tiède, prise en abondance de temps en temps, provoque les vomissements. L'eau fraîche est rafraîchissante, calmante et diurétique ; mais il ne faut la prendre qu'en *petite quantité*. Extérieurement, l'eau chaude gonfle les veines, appelle le sang et hâte la suppuration ; l'eau tiède est laxative ; l'eau froide est sédative ; elle enlève l'irritation et prévient l'inflammation des tissus. L'eau, à l'état de glace, est tonique ; et prise en petits morceaux, elle calme la soif des malades dans les fièvres graves.

Eaux diverses. — Il existe une foule d'*Eaux diverses* dont nous allons énumérer les principales, en indiquant sommairement leurs usages. D'abord citons les *eaux minérales* et, parmi celles-ci, les *eaux sulfureuses*, qui sont principalement usitées en bains et douches, en injections, en vapeurs fumigatoires contre les *douleurs rhumatismales*, les *maladies de la peau* et la guérison des anciennes blessures. — Les *eaux acidulés* ou *gazeuses* (de Saint-Galmier, de Bussang, de Vichy, etc., etc.) qui sont plus particulièrement employées comme *boisson*. — Les *eaux salines*, employées à la fois en bains, en douches et en boisson. — Les *eaux ferrugineuses*, qui sont toniques et s'emploient en douches, bains et en vapeur. A propos des *eaux minérales*, nous conseillons vivement de ne les prendre que d'après les prescriptions du médecin, car, suivant l'âge, le tempérament et le genre d'affection, telles de ces eaux sont bienfaisantes et telles autres nuisibles. Parmi les *Eaux diverses* nous citerons encore l'*eau blanche* (extrait de Saturne), qui s'emploie en lotions pour les *foulures, entorses, contusions* etc.; l'*eau camphrée*, dont l'usage est absolument externe ; — l'*eau des Carmes*, dite aussi *eau de Mélisse*, qui s'emploie à l'intérieur et à l'extérieur : à l'intérieur, comme stomachique et pour calmer les maux de nerfs ; à l'extérieur, pour les coupures et les blessures superficielles. — L'*eau sédative*, qui ne s'emploie qu'à l'*extérieur*, en lotions et compresses. — Enfin l'*eau-de-vie camphrée* et l'*alcool camphré*, qui s'emploient pareillement en lotions et compresses pour les contusions, les meurtrissures, les foulures et les plaies de mauvaise nature. Une remarque : la simple respiration de *l'alcool camphré* peut arrêter le saignement de nez et le crachement de sang.

Ecchymose. — (Voir *Contusion*, page 21.)

Echarde. — Les échardes dans les doigts donnent parfois lieu à des douleurs aussi fortes que celles des panaris. La première chose à faire, c'est d'extraire, si c'est possible, le morceau de bois ; dans le cas contraire, il faut appliquer un cataplasme de mie de pain et de lait avec une poignée de persil bien haché. Ce remède diminue l'enflure et permet d'extraire l'écharde.

Ecorchures. — On calme d'abord l'irritation au moyen de lotions à l'eau de guimauve ou de sureau, puis on applique sur la partie écorchée un linge enduit de cérat, ou bien du taffetas d'Angleterre.

Effort. — Très-souvent un *effort* n'étant que la rupture de quelques fibres musculaires, il cède au repos, à de grands bains et à des frictions répétées sur la partie douloureuse.

Ellébore. — Cette plante est un poison. Prise en infusion ou en poudre, elle est un purgatif si violent que parfois il provoque les vomissements.

Embarras gastriques. — Le matin, à jeun, il faut administrer *aux enfants* le sirop de rhubarbe à la dose de 30 grammes. Chez les adultes on oppose avec succès à la pesanteur d'estomac l'eau de Sedlitz ou une simple solution de 30 grammes de magnésie dans un verre d'eau. Bien entendu, si l'embarras gastrique persiste, c'est qu'il est le prélude d'une maladie d'estomac ; et dans ce cas il faut avoir recours au médecin.

Emplâtres. — Il en est de deux sortes : les uns sont inoffensifs et d'un emploi peu difficile, chacun peut s'en servir ; les autres, au contraire, ont une action très-énergique comme médicaments externes et il faut en laisser l'emploi au médecin seul ; tels sont surtout l'*emplâtre de Vigo* et l'*emplâtre vésicatoire*. Les inoffensifs sont la *poix de Bourgogne*, le *diachylon* et le *sparadrap*.

Empoisonnement. — Lorsque, dans les divers cas d'empoisonnement, la nature du poison est connue, voici les principaux *contre-poisons* qu'on peut appliquer en attendant le médecin : pour les *acides* en général : de la *magnésie calcinée* délayée dans de l'eau ou bien de l'*eau de savon ;* pour les *champignons vénéneux* : Ether sulfurique (8 grammes pour 125 grammes d'eau de fleurs d'oranger ou d'eau commune), ou bien eau fortement acidulée avec du *vinaigre* ou du *jus de citron* ; pour les *moules* : quelques gouttes d'éther, limonade légère, camphre ; pour le *vert-de-gris* : eau albumineuse, lait, décoction de noix de Galle ; pour les *narcotiques* (opium, morphine, belladone, jusquiame, stramoine), café à l'eau ; pour l'*eau de javel* : eau albumineuse, c'est-à-dire des *blancs d'œufs* battus dans l'eau ; pour les *sels d'arsenic* : l'eau de chaux ou bien la magnésie délayée dans l'eau ; pour les *sels de plomb* (céruse, extrait de Saturne, litharge) : lait, eau albumineuse, sulfate de soude ou de potasse, eaux de Sedlitz, d'Epsom ; pour les *sels de zinc et d'étain* : lait, bi-carbonate de soude ; pour les *alcalis minéraux* : eau fortement vinaigrée.

Emulsions. — 30 à 35 grammes d'amandes mondées, et le double de sucre pour un demi-litre d'eau, font une émulsion adoucissante et très-rafraîchissante ; mais, comme elle est indigeste pour les estomacs délicats, il convient d'y ajouter quelques gouttes d'eau de fleurs d'oranger. Il ne faut préparer les émulsions qu'au moment de s'en servir, parce qu'elles se décomposent vite.

Enflure. — L'enflure accidentelle, c'est-à-dire celle qui accompagne les fortes contusions, les piqûres d'insectes et les brûlures, se traite au moyen de l'Eau blanche additionnée de quelques gouttes de baume du Commandeur, ou bien avec des compresses de décoctions d'herbes émollientes et des cataplasmes de farine de graine de lin, — ou de mie de pain cuite dans du lait.

Engelures. — Il faut soigner les engelures dès le début en trempant soir et matin pendant vingt minutes la partie malade dans un bain d'eau de son tiède. Pour hâter la guérison des engelures, préparer le topique suivant : 100 grammes baume de Fioraventi, 100 grammes acétate de plomb liquide, 100 grammes d'huile d'olives et 3 grammes d'acide chlorhydrique. Avec cette liqueur on lave quatre fois par jour les engelures ; et la nuit on applique sur les parties malades un linge imbibé de la même liqueur. On emploie encore utilement l'eau chlorurée pour la guérison des engelures. La décoction de racines de guimauve et généralement tous les liquides émollients disposent les engelures à former des plaies toujours douloureuses et difficiles à guérir. En ne soignant pas les engelures dès le début, elles s'enflamment et finissent par former des ulcérations qui peuvent donner lieu à des accidents graves. En tous cas, les engelures qu'on a laissées se crevasser et qui laissent suinter une sérosité roussâtre ne peuvent être prudemment soignées que par un médecin.

Enrouement. — Des *gargarismes* d'infusion de feuilles de ronce et de sirop de mûres; l'emploi, *comme boisson*, d'une infusion de serpolet avec un peu de sirop de baume de Tolu, voilà le remède à appliquer contre l'enrouement et aussi l'*extinction de voix*, lorsqu'elle n'est pas, bien entendu, la conséquence d'une bronchite, d'un catarrhe ou d'une pneumonie.

Entérite ou Carreau. — Cette maladie est toujours dangereuse. Chez les grandes personnes on ne peut en espérer la guérison que par une médication énergique. De là nécessité d'appeler un médecin. Chez les enfants, l'entérite est connue sous le nom de *carreau*. Ses caractères principaux sont le gonflement du ventre et l'amaigrissement des membres inférieurs. Le carreau des enfants se guérit à la longue par le grand air, l'usage modéré d'aliments légers et substantiels. *Pendant les repas* un peu de vin vieux produit un excellent effet.

Entorse. — Dès qu'il y a lieu de craindre une entorse, plonger le pied dans de l'eau très-froide. Si le gonflement survient, ajouter 10 grammes d'eau de Saturne par litre d'eau froide pour la rendre plus efficace. Tout cela doit être fait en attendant l'arrivée du chirurgien, qui seul peut réduire la luxation lorsqu'elle est complète.

Épilepsie. — Nous ne disons que peu de choses de cette affreuse maladie. Sur huit cas observés, six sont occasionnés *par la frayeur*. Ainsi, il faut à tout prix éviter les occasions de frayeur violente et soudaine chez les jeunes personnes. Lorsque la maladie est déclarée et que les accès commencent, on doit prendre toutes les précautions possibles pour que le malade ne puisse pas se blesser. Ensuite on lui rafraîchit les tempes, les lèvres, le creux de l'estomac avec un peu d'eau froide et on pratique quelques douces frictions sur les extrémités avec la main nue ou munie d'un gant. Mais qu'on se garde bien de faire respirer des sels, tels que l'ammoniaque ou des acides expansifs; par ces moyens on ne ferait que rendre les convulsions plus violentes. Les épileptiques doivent se *priver absolu-*

ment d'excitants et notamment de café à l'eau et de liqueurs fortes.

Epuisement. — Chez les malades jeunes et dont le tempérament possède encore des ressources, on lutte contre l'épuisement par un régime fortifiant, le vin vieux à dose modérée, l'usage quotidien de viandes rôties (bœuf ou mouton) et l'exercice modéré au grand air.

Eruption. — C'est l'apparition de boutons sur de grandes surfaces du corps. Quelle qu'en soit la cause, il ne faut pas exposer le malade à une *trop forte chaleur*, mais seulement le tenir dans une température douce, égale, en évitant avec grand soin tout refroidissement subit. Si l'éruption constitue une maladie, elle ne cède qu'à un traitement spécial pour lequel il faut consulter le médecin.

Erysipèle. — Lorsqu'il n'est qu'une affection simple ne se rattachant à aucune maladie interne, il cède en peu de jours à une application fréquemment renouvelée d'infusion chaude de fleurs de sureau. Si la douleur est très-intense, on le soulage immédiatement en appliquant sur la partie affectée du camphre en poudre qu'on recouvre de compresses d'eau froide. Si avant de se déclarer l'érysipèle cause de très-vives douleurs, au lieu d'infusion de fleurs de sureau on applique une forte décoction chaude de têtes de pavots. Il suffit souvent de cela pour arrêter le mal à sa naissance.

Esquinancie. — (Voir *Angine*, page 8.)

Éther. — Ce liquide est très-volatil. Pris à l'intérieur, à la dose de 10 à 20 gouttes sur un morceau de sucre ou dans un verre d'eau sucrée, il est un excellent antispasmodique : il apaise instantanément les douleurs nerveuses de l'estomac, les névralgies, les spasmes en général. Appliqué à l'extérieur en frictions légères, il combat avantageusement les migraines ; mais il faut le laisser s'évaporer librement.

Étouffement. — S'il provient d'un asthme ou d'une autre affection des organes de la respiration, il ne cède qu'au traitement régulier de cette maladie; s'il n'est que passager, il cède à l'emploi de quelques gouttes d'éther sulfurique ou de liqueur d'Hoffmann prises sur un morceau de sucre, *après quoi* on fait avaler au malade quelques gorgées d'eau froide.

Étourdissement. — Très-souvent les étourdissements sont les précurseurs d'un coup de sang ou l'annonce d'une congestion. Les boissons délayantes et le régime rafraîchissant sont de rigueur.

Étranglement. — Le croup, l'angine ou esquinancie, etc., sont accompagnés d'étranglement. Il se dissipe avec la maladie si on parvient à la guérir. Si l'étranglement est occasionné par le gonflement excessif des amygdales (*voir ce mot*), il faut appeler le médecin ; s'il est simplement spasmodique, il cède à quelques gouttes de liqueur d'Hoffmann sur un morceau de sucre et à un verre d'eau sucrée mêlée d'un peu d'eau de fleurs d'oranger.

Évanouissement. — Cette affection est aussi nommée *faiblesse, défaillance, syncope*. La seule chose à faire consiste à desserrer les vêtements, à exposer le malade à un courant d'air frais et à lui *faire respirer* de l'éther ou de l'acide acétique, même simplement de fort vinaigre.

Extrait de saturne. (Voir *Acétate de plomb.*) — Ce liquide *ne s'emploie qu'à l'extérieur* et mélangé avec une assez grande quantité d'eau. 15 à 20 gouttes dans un quart de litre d'eau font un liquide connu sous le nom *d'eau de Goulard*, dont on fait usage comme d'un remède astringent et résolutif pour les plaies, les entorses, les luxations.

Faiblesse. — (Voir *Évanouissement*, ci-dessus.)

Fièvre. — En général la fièvre est un symptôme de maladie, mais ne constitue pas par elle-même une maladie. La *fièvre intermittente* est la plus commune des fièvres proprement dites. Lorsqu'elle est simple, le traitement consiste uniquement à s'abstenir d'aliments deux heures au moins avant l'accès, puis, lorsque vient le frisson, à prendre quelques verres d'une légère infusion de bourrache, de sauge ou de menthe poivrée ; s'il survient des vomissements, on les facilite en avalant quelques gorgées d'eau tiède. Après l'accès on fait usage d'aliments légers et de tisane tonique amère de petite centaurée ou de racine de gentiane. *Après quelques accès*, prendre un purgatif doux et, pendant deux ou trois jours, à l'heure de la fièvre, une tasse de décoction de 15 grammes de quinquina gris dans un verre d'eau ou bien de 30 grammes d'écorce de saule, si on n'a pas de quinquina sous la main. Il ne faut pas essayer de *couper* la fièvre avant le quatrième accès.

Fluxion. — Dans son acception vulgaire, la fluxion désigne un gonflement douloureux des joues et des paupières.

Presque toujours elle se dissipe d'elle-même avec la seule précaution de se tenir chaudement et en repos. Mais pour en abréger la durée on expose la partie gonflée à la vapeur d'une infusion bouillante de fleurs de sureau.

Fomentation. — Lorsqu'une partie malade du corps ne peut supporter le poids d'un cataplasme, on applique sous forme de compresses ce qui forme la base même du cataplasme. Ainsi, si le cataplasme doit être *calmant,* on prépare une décoction émolliente (tête de pavot, racine de guimauve), et on en imbibe une compresse qu'on étend sur la partie douloureuse. Si le cataplasme devait être *irritant*, on met *une partie de farine de moutarde* dans quatre parties d'*eau chaude*, on trempe de même la compresse dans ce mélange et on l'applique à l'endroit voulu. Il faut souvent renouveler les fomentations.

Foulure. — Ne pas confondre les foulures avec les luxations, parce que dans les foulures il n'y a jamais de déplacement à réparer. C'est le contraire dans les luxations. Contre les foulures il n'y a que le *repos absolu,* des fomentations émollientes, des compresses d'eau blanche renouvelées à mesure qu'elles sèchent, enfin le calme et le sommeil provoqués par une ou deux tasses d'infusion de laitue.

Fracture. — C'est toujours un accident grave, aussi faut-il tout de suite appeler un chirurgien. En l'attendant, il faut se borner à soutenir parfaitement sur tous les points le membre blessé et à faire en sorte que les muscles n'éprouvent aucun tiraillement.

Fraises. — Elles sont un aliment rafraîchissant, légèrement laxatif, mais un peu froid et un peu lourd. Mélangées avec de la crème les fraises sont tout à fait indigestes.

Frictions. — Elles ont pour but de suspendre pour un temps les douleurs locales. Les frictions sèches, soit avec un drap fin, soit avec une brosse douce, sont très-utiles dans les cas de coliques nerveuses et de douleurs de bas-ventre.

Fruits. — En général, les fruits mûrs, à moins qu'ils ne soient pris en grand excès, ne peuvent nuire à la santé pendant la saison chaude et sèche. L'usage immodéré du melon et des prunes occasionne des fièvres intermittentes qui dégénèrent en dyssenterie dangereuse. La fraise et la framboise peuvent être mangées à tous les repas, tant que dure la saison, et surtout si on a le soin de les consommer avec du vin et du sucre. Les mûres et les cerises plus ou moins acides sont inoffensives. Les cerises douces et les groseilles à maquereau sont plus difficiles à digérer. Les guignes et les bigarreaux ne doivent être consommés qu'avec modération. En général, *tous les fruits verts* ou *à moitié mûrs* sont on ne peut plus dangereux pour la santé. Il faut user modérément de l'abricot, de la pêche et de la prune. Les pommes et les poires mûres, à l'état frais, sont les meilleurs et les plus salubres des fruits des climats tempérés. Cuites, les poires et les pommes sont un des aliments les plus sains et les plus légers qu'on puisse offrir aux convalescents. Les figues, les dattes et les raisins secs sont assez nourrissants. Il ne faut pas faire excès de figues sèches, parce qu'elles causent de graves indigestions.

Fumeterre. — Toutes les parties de cette plante donnent un excellent dépuratif; cependant on devra donner la préférence aux racines.

Gale. — Elle est essentiellement contagieuse. Ses symptômes dominants sont des démangeaisons très-vives. Dès que ces démangeaisons se produisent, il faut immédiatement laver les parties où elles se produisent avec de l'eau très-froide à laquelle on ajoute quelques gouttes d'eau-de-vie ou d'eau de Cologne. Si les démangeaisons persistent et qu'on soit éloigné des conseils de la médecine, on commence par se traiter provisoirement soi-même en buvant une tisane amère de racine de patience ou de bardane et en frottant devant un feu clair les parties où se montrent les boutons avec de l'*onguent citrin* qu'on trouve dans toutes les pharmacies. On peut aussi recourir aux lotions sulfureuses préparées avec le sulfure de potasse qu'on peut se procurer partout où il se trouve un pharmacien. Mais il faut se garder des remèdes populaires, des spécifiques des charlatans et enfin des préparations mercurielles, surtout lorsque ces dernières n'ont pas été prescrites par un médecin: tous ces remèdes sont nuls ou dangereux. Les vêtements des galeux, pour être bien désinfectés, doivent être exposés un temps assez long à l'action de la vapeur de soufre en combustion.

Gangrène. — Toutes les fois qu'une plaie prend une mauvaise apparence, accompagnée d'une teinte brune ou noire, c'est que la gangrène est imminente, et dans ce cas il faut s'empresser d'avoir recours aux hommes de l'art. C'est tout ce qu'il nous est possible de dire sur la gangrène, dont les suites, comme on sait, sont terribles ou mortelles.

Gargarismes. — On fait usage de ces médicaments dans les maux de gorge. Il y a des gargarismes *adoucissants*, des gargarismes *rafraîchissants* et des gargarismes *astringents*. Le gargarisme le plus simple se compose d'une décoction d'orge et de miel ordinaire ou de miel rosat. Quand on se gargarise il faut avoir le plus grand soin de ne pas en avaler la plus petite partie, surtout lorsqu'il entre des acides dans sa composition.

Gastralgie. — Vulgairement c'est le *mal d'estomac*. Le plus souvent il est causé par l'*embarras gastrique* et dans ce cas il faut le traiter comme nous l'avons prescrit à ce mot. Mais si les douleurs deviennent très-intenses, il faut recourir au médecin et, en attendant, donner des bains tièdes à la suite desquels on applique sur le creux de l'estomac des cataplasmes calmants préparés avec de la *morelle cuite*. Généralement, dans la gastralgie, il faut rejeter absolument l'emploi des *toniques*, surtout des spiritueux (cassis, scubac, vins de liqueurs, eau-de-vie, rhum, etc.), qui ne font qu'*accroître l'irritation* et *empirer le mal*. Il ne faut pas non plus gorger le malade de tisane, mais seulement lui donner à boire, *lorsqu'il a soif*, de l'eau gommée ou autres boissons adoucissantes. On doit encore tenir le malade non à *la diète*, mais à la *demi-ration* et n'augmenter sa nourriture qu'à mesure que les accès s'éloignent et que les douleurs diminuent.

Gastrite. — C'est l'*inflammation de l'estomac*. Si la gastrite se déclare subitement à l'état aigu, en attendant le médecin, il faut faire mâcher au malade des fragments de glace et lui en appliquer des morceaux sur le creux de l'estomac ; on les renouvelle à mesure qu'il fondent. A la fin de la gastrite aiguë, faire boire des sirops de cerise, de groseille ou de citron, ajoutés à *faible dose* à de l'eau gommée. Rappelons que tous les toniques et tous les excitants sont nuisibles dans les gastrites chroniques ; l'eau de Spa et ses similaires sont salutaires.

Gayac. — Le bois de gayac râpé est un excellent sudorifique. On l'emploie contre les affections rhumatismales et la maladie de la peau. Pour en faire usage, on en prépare une décoction faite avec 30 grammes mêlés avec autant de grammes de salsepareille ou de saponaire pour un litre d'eau. La décoction ne doit pas bouillir plus de cinq minutes et se prend chaude ou froide et légèrement sucrée.

Gencives. — (Voir *Bouche* et *Dents*, pages 14 et 28.)

Genièvre. — Les baies de genièvre, à la dose de 30 grammes, infusées dans un litre d'eau bouillante, s'emploient comme *tisane* dans les faiblesses d'estomac, la gravelle et les hydropisies. S'il s'agit de les employer pour calmer les douleurs de la goutte et des rhumatismes, on s'en sert en *fumigations*, c'est-à-dire qu'on projette les baies sur des charbons ardents; à la vapeur épaisse qui se produit on expose des morceaux de flanelle qui s'en imprègnent et dont on se sert pour pratiquer des *fomentations* sur les parties douloureuses du corps.

Gerçures. — Voici une pommade qui en hâte la guérison, surtout aux lèvres : faire fondre à une chaleur douce *parties égales* de beurre de cacao et de cire blanche dans deux parties d'huile d'amandes douces et remuer le mélange jusqu'à ce qu'il acquierre une consistance convenable.

Germandrée. — A la dose de 8 à 16 grammes pour un litre d'eau, l'infusion chaude de cette plante, dont le principe amer est très-prononcé, facilite les fonctions digestives chez les personnes délicates.

Gibier. — En général, la chair du gibier (chevreuils, lièvres, lapins, faisans, perdrix, bécasses, cailles, etc., etc.) est substantielle ; mais, comme en même temps elle est excitante et difficile à digérer, elle ne convient ni aux estomacs délicats, ni aux enfants, ni aux convalescents.

Glaires. — Quand l'accumulation des glaires gêne la respiration des enfants, on peut les dégager par l'usage des pastilles de soufre et, au besoin, le matin à jeun, par 30 grammes de sirop de rhubarbe.

Glandes. — (Voir *Amygdales, Oreillons, Scrofules*.)

Goître. — Cette affection n'est pas du ressort de la médecine domestique. Contentons-nous donc de dire que, lorsqu'on aperçoit les premiers symptômes des goîtres, surtout chez un enfant, on parvient parfois à en arrêter le développement par le changement d'air, puis par l'emploi des bains d'eaux thermales et l'usage en boissons des eaux gazeuses ferrugineuses.

Gourme. — Cette affection se manifeste chez les enfants. Elle n'exige que des soins et de la propreté. Les croûtes de la gourme doivent être lavées avec une infusion de cerfeuil.

Goutte. — Les personnes qui en sont atteintes doivent s'arranger pour vivre avec elle de façon à en souffrir le moins possible. Une vie régulière, un régime approprié au tempérament, l'emploi des eaux minérales en bains ou en douches, voilà les seules prescriptions que nous puissions donner. La goutte se soulage, mais ne se guérit jamais radicalement ; c'est pourquoi nous conseillons vivement de rejeter absolument tous les remèdes plus ou moins secrets dits *anti-goutteux*; ils ne sont jamais efficaces et presque toujours deviennent nuisibles. Tant que la goutte reste *articulaire*, elle n'est pas dangereuse. Mais si elle devient mobile et que des pieds et des mains elle se porte vers des organes essentiels; si elle *remonte* enfin, pour nous servir d'une expression vulgaire, elle peut être mortelle. On ne saurait donc trop se hâter de la déplacer. C'est affaire du médecin. Mais, en l'attendant, il faut promener des sinapismes *très-chauds* sur les articulations et, dix minutes après, les remplacer par des cataplasmes d'une décoction de tabac alcoolisée ou de verveine et de vinaigre, soit par des fomentations avec de la laine mouillée d'eau très-chaude et fortement alcoolisée. On y joindra des bains de pieds au sel et on fera avaler au malade quelques cuillerées d'huile d'olives et une infusion de camomille bien chaude.

Gravelle. — C'est la même affection que la pierre à un degré moindre. Les personnes atteintes ou menacées de la gravelle doivent sévèrement s'abstenir de café, de liqueurs fortes et généralement de tous les excitants. Le lait, les viandes blanches, les légumes, le vin blanc sont la base du régime alimentaire. Quant au traitement, il consiste à l'usage fréquent des bains, des boissons délayantes telles que l'eau gommée et la tisane légère de chiendent, lesquelles doivent alterner avec les décoctions diurétiques de racines d'asperges et de queues de cerises.

Grippe. — L'infusion de lierre terrestre, les boissons délayantes, la diète, le repos et l'emploi du sirop de Thridace, à la dose d'une cuillerée à café matin et soir, suffisent ordinairement pour amener la guérison de la grippe. Si la grippe, à son début, est accompagnée d'une forte fièvre, la présence du médecin est indispensable.

Guimauve. — On emploie les fleurs de cette plante en *infusions* pour *tisanes adoucissantes*, à la dose de trois ou quatre pincées pour un litre d'eau ; en *décoction*, on fait bouillir dans la même quantité d'eau les feuilles et les racines à la dose de 30 à 60 grammes. Cette décoction, éminemment mucilagineuse, sert à imbiber des compresses qu'on applique sur les parties du corps irritées ou enflammées. On l'emploie également mélangée avec la farine de graine de lin pour préparer des cataplasmes adoucissants. Une racine de guimauve bien nettoyée est le meilleur des hochets qu'on puisse donner aux enfants à l'époque de la première dentition.

Hémorrhagie. — Il convient toujours d'appeler un médecin. Suivant qu'elle intéresse, après une blessure, une artère ou une veine, l'hémorrhagie est artérielle ou veineuse. En attendant l'homme de l'art, placer le malade dans une *position horizontale* et lui recommander de ne tousser, ni cracher, ni parler. Si l'hémorragie est *artérielle,* comprimer l'artère *au-dessus* de la blessure, du *côté du cœur,* soit avec le doigt ou la main, soit plutôt avec une ligature fortement serrée ; si elle est *veineuse,* porter la compression *au-dessous* de la blessure, à *l'opposé du cœur.* On reconnaît le sang des veines en ce qu'il est d'un rouge foncé et que sa sortie est lente et uniforme ; le sang artériel, au contraire, est d'un rouge vermeil et sa sortie se produit avec saccades.

Hémorrhoïdes. — Lorsqu'elles ne sont pas la conséquence d'une autre maladie et qu'elles deviennent douloureuses, voici comment on parvient à les calmer : par des bains de siége avec quelques poignées de cerfeuil, et, s'il y a moyen, des demi-lavements avec de la graine de lin et une décoction de tête de pavot.

Humeurs froides. — (Voir *Scrofules,* page 59.)

Hysope. — Les sommités fleuries de cet arbuste aromatique passent pour être expectorantes et excitantes. Toutefois elles sont rarement employées en infusion pour tisane, mais elles servent à préparer un sirop et une eau distillée qui entrent dans la composition de potions calmantes. L'infusion est très-bonne pour dés lotions et des frictions, et la décoction pour les coups et les blessures.

Incontinence d'urine. — (Voir *Urine.*)

Indigestion. — Les indigestions causées par un repas trop copieux se traitent par quelques tasses de thé aromatisées avec quelques gouttes d'eau de fleurs d'oranger, ou par une légère infusion de menthe poivrée. Si l'indigestion est fréquente après des repas simples et accompagnée de violentes douleurs de tête et d'estomac, elle est le symptôme d'une maladie plus ou moins grave, et dans ce cas il faut consulter le médecin.

Infusions. — Elle consiste à verser l'eau bouillante sur les substances qu'on veut employer et qu'on a préalablement mises dans un vase convenable en proportions voulues. Si ces substances sont des fleurs ou les sommités fleuries des plantes et même des feuilles, il faut laisser agir l'eau bouillante pendant quelques minutes et faire en sorte que le vase soit fermé. Si les substances sont des racines, des écorces, des bois, il faut les inciser très-menues et donner plus de temps à l'infusion.

Insomnie. — Lorsqu'elle tient au tempérament, elle n'est pas une maladie et ne doit pas être combattue. Mais si l'insomnie est accidentelle, on peut la combattre par une ou deux tasses d'infusion de laitue le soir en se couchant, ou par une cuillerée à café de sirop de Thridace. Il ne faut pas cependant prolonger l'usage de ces moyens. Quant à l'emploi de quelques gouttes de laudanum que beaucoup de gens font pour se procurer un sommeil artificiel, rien n'est plus funeste. C'est la cause principale des vieillesses prématurées.

Ipécacuanha. — Ce médicament s'emploie surtout comme vomitif, administré en poudre. Les doses varient suivant l'âge. L'ipécacuanha combat les effets de l'opium et peut servir d'antidote en cas d'empoisonnement par ce narcotique. Réciproquement l'opium détruit les effets de l'ipécacuanha.

Irritation. — Elle est locale ou générale. Dans le premier cas on la combat par des fomentations émollientes ou par des compresses d'eau fraîche à laquelle on ajoute par litre douze à quinze gouttes d'acétate de plomb liquide ; cela dépend de la nature de l'irritation locale. Dans le second cas, des bains tièdes, un régime doux et l'usage de boissons délayantes sont nécessaires. On doit toujours surveiller et arrêter à temps les irritations, qu'elles soient locales ou générales, et recourir au médecin si elles ne cèdent pas aux traitements que nous venons d'indiquer.

Ivresse. — Pour la dissiper en quelques minutes, faire boire au malade un verre d'eau sucrée dans laquelle on verse de huit à dix gouttes d'ammoniaque (alcali volatil).

Jalap.—C'est une plante dont la racine fournit un purgatif qui porte son nom. On l'emploie rarement.

Jaunisse. — Les personnes d'un tempérament bilieux sont plus particulièrement exposées à cette maladie. Comme elle dépend toujours d'une affection du foie, il est indispensable que la jaunisse soit traitée par un médecin. Toutefois, au début, on peut donner au malade des tisanes diurétiques (décoction de queues de cerises ou racines d'asperges), lui tenir le ventre libre par quelques lavements, lui faire boire du bouillon de veau et d'oseille, lui prescrire un régime alimentaire rafraîchissant et enfin lui procurer le plus de calme et de tranquillité possibles, surtout au moral.

Joubarbe. — Les feuilles de cette plante, qui croît sur les rochers, les vieux murs et les toits de chaume, sont seules employées dans la médecine domestique — et encore uniquement pour *l'usage externe*. Les feuilles pilées toutes fraîches et appliquées sur des coupures récentes, des plaies superficielles en hâtent la guérison. Le suc de ces mêmes feuilles mélangé avec de l'eau et du miel cicatrise les aphthes et les ulcérations de la bouche. Il faut que le mélange ait la consistance d'un sirop. Pour cicatriser, il faut se servir d'un petit pinceau et user de grandes précautions dans l'emploi du suc, *car c'est un poison assez énergique.*

Jusquiame. — Les jeunes pousses de cette plante, qui croît naturellement sur les décombres et sur les berges des fossés, sont un poison narcotique fort dangereux. Comme les jeunes pousses peuvent être confondues avec le pissenlit et empoisonner, voici ce qu'il faut faire *au plus vite*, c'est-à-dire aux premiers symptômes de l'empoisonnement: administrer au malade de la limonade édulcorée avec du sirop de gomme et de la crème de tartre. Si le médecin est trop loin pour accourir rapidement, ajouter au traitement quelques lavements purgatifs.

Kyste. — Le traitement de cette tumeur doit *toujours* être confié aux soins d'un médecin ou d'un chirurgien.

Lait. — Le lait nourrit beaucoup et se digère aisément. Celui de la vache est le plus abondant ; il contient le plus de beurre. Pendant les convalescences lentes et pénibles qui suivent les affections graves de l'estomac ou des voies respiratoires, on prescrit l'usage exclusif du lait, soit pur, soit coupé de moitié d'eau et légèrement sucré. Le traitement se continue par le vermicelle au lait, le riz au lait, les œufs au lait, etc., etc., jusqu'à ce que les propriétés fortifiantes du lait aient rendu l'estomac capable de supporter le régime habituel. Dans le lait, la partie la plus substantielle est le fromage ; l'autre partie, désignée sous le nom de *petit lait*, possède, comme boisson rafraîchissante, des propriétés qui en rendent l'emploi fréquent en médecine. Le petit lait provient de l'égouttement des fromages frais. On le prend à la dose de deux ou trois verres par jour en commençant par un verre le matin à jeun. Le *lait de chèvre* est plus léger que celui de la vache. Il convient aux personnes délicates. C'est le meilleur pour les enfants auxquels on ne peut procurer une bonne nourrice. Le *lait de la brebis* ne peut pas servir d'aliment autrement que sous la forme de *lait caillé*. Le *lait d'ânesse*, le plus fortifiant après celui de la femme, est prescrit comme médicament réparateur aux malades qui souffrent de la poitrine.

Lait de poule. — On fait usage de ce breuvage adoucissant dans les rhumes et les enrouements. Il doit être pris aussi chaud que possible, le soir, en se couchant. Pour préparer le lait de poule on met dans un bol une ou deux cuillerées de sucre en poudre, un ou deux jaunes d'œufs bien frais, une petite cuillerée d'eau de fleurs d'oranger et on délaye ce mélange en le tournant vivement au moyen d'une fourchette et en y ajoutant *peu à peu* une quantité convenable d'eau bouillante.

Laitue (*Extrait de*). — (Voir *Thridace*, page 60.)

Langueur. — Elle précède ou accompagne les gastrites chroniques, les fièvres lentes ou la consomption, les maladies de poitrine. Son traitement ne saurait être du ressort de la médecine domestique.

Lavande. — Cette plante a des propriétés stimulantes. Les sommités fleuries prises en infusion à la dose de 4 à 6 grammes pour un litre d'eau facilitent les digestions laborieuses. On tire d'une espèce de lavande, appelée *nard* ou *lavande mâle*, l'huile vulgairement connue sous le nom d'*huile d'aspic*, qui jouit au plus haut degré de propriétés toniques et fortifiantes, et qu'on n'emploie qu'à l'*extérieur*, en *frictions*, principalement pour combattre les douleurs articulaires et les faiblesses nerveuses.

Lavements. — Les plus simples, adoucissants et rafraîchissants, se composent d'eau pure, d'eau de son, d'eau plus ou moins savonneuse, d'une décoction de racines de guimauve ou de graines de lin : quelquefois on y ajoute une ou deux cuillerées d'huile d'olives ou d'amandes douces. *Lavements purgatifs :* on fait fondre dans le liquide du miel commun, de la manne grasse, etc., etc. *Lavements médicamentaux :* ils contiennent du sulfate de quinine, de la valériane, de la mousse de Corse, l'asa-fœtida, etc., etc.; mais, en général, les lavements purgatifs et médicamentaux ne doivent être administrés que d'après les prescriptions d'un médecin. Quels que soient les lavements, il faut les garder au moins un quart d'heure et ne les prendre qu'à une température tiède, c'est-à-dire de 25 à 30 degrés.

Légumes. — Les pois, les haricots, les lentilles, les fèves sont de bons aliments, mais il faut les dépouiller de leur enveloppe qui les rend indigestes. Cuits, ils ne conviennent pas du tout aux estomacs délicats, et même les personnes en bonne santé ne doivent pas en abuser. En général, les légumes féculents ci-dessus sont plus nourrissants et se digèrent mieux préparés en *purée*. Les légumes herbacés (épinards, chicorée, asperges, haricots verts, artichauts, choux-fleurs) sont des aliments sains et légers qui conviennent à tout le monde, mais mieux aux tempéraments sanguins et bilieux qu'aux tempéraments lymphatiques. La pomme de terre est encore un excellent aliment, mais il convient que souvent elle soit associée à la viande. Quant aux salades qui se mangent crues, elles ne sont digérées que par les bons estomacs.

Liniment. — C'est un médicament externe dont l'huile est la base. On l'applique sur la peau en onctions ou en frictions. Les liniments réussissent très-bien dans les affections rhumatismales, la sciatique, les maladies de la peau, les tumeurs scrofuleuses, les engorgements. Il est prudent de ne faire usage que des liniments prescrits par le médecin et préparés par un pharmacien.

Looch. — C'est une potion calmante qui est très-usitée dans les rhumes, les accès de toux, les irritations de poitrine. On ne le donne aux malades que par cuillerées, à peu près toutes les deux ou trois heures. Il faut avoir soin d'agiter la petite bouteille *toutes les fois qu'on emploie le médicament* et aussi de le tenir au frais, parce que le looch s'aigrit facilement.

Lotions. — Les lotions à l'eau froide pratiquées tous les matins sur les parties supérieures du corps sont un des moyens hygiéniques les plus puissants et les plus féconds en bons résultats. Quelques instants après qu'on a quitté le lit, quand la moiteur du corps est dissipée, on passe sur le cou, les bras et le tronc une éponge imbibée d'eau à la température de l'appartement. Cette lotion doit être faite rapidement, et il ne faut passer l'éponge qu'une ou deux fois sur chaque point. Aussitôt après on essuie la peau au moyen d'une serviette bien sèche mais non chauffée. L'emploi de ces lotions doit être *quotidien* pour être efficace; on peut le commencer en toute saison et à tout âge, sauf dans la vieillesse. On a constaté que cette simple médication des lotions opère une rapide et remarquable transformation chez les enfants débiles et lymphatiques.

Lumbago. — C'est une affection plus connue sous le nom de *mal de reins*. On ne doit jamais négliger d'y porter un prompt remède. Dès le début, on peut employer, sans le secours du médecin, les bains, les boissons sudorifiques, les frictions avec le baume tranquille et le repos absolu ; mais si le mal ne cède pas, il est on ne peut plus prudent d'avoir recours à l'homme de l'art.

Luxation. — Lorsqu'une articulation quelconque est déplacée et que les os sont momentanément déboîtés, il y a luxation. Il ne faut donc pas la confondre avec la *foulure* et vouloir la soigner soi-même. Pour la luxation, la présence d'un médecin ou d'un chirurgien est de rigueur. (*Qu'on se garde d'avoir recours aux charlatans connus sous le nom de* RENOUEURS OU REBOUTEURS.)

Magnésie. — C'est un médicament très-inoffensif. La *magnésie calcinée* est souveraine contre les aigreurs de l'estomac et la constipation habituelle. On en prend immédiatement avant les repas de 3 à 5 décigrammes par jour, en deux doses, soit seule, soit associée à la rhubarbe en poudre, par parties égales. En cas d'empoisonnement par une substance acide, la magnésie est très-utile, parce qu'elle neutralise le poison dans l'estomac. Il faut administrer la magnésie à haute dose délayée dans un peu d'eau froide qu'on fait avaler par petites gorgées.

Mal d'avènture. — (Voir *Panaris*, page 52.)

Manne. — C'est la sève d'une espèce de frêne connu sous

le nom *d'ormie à feuilles rondes*. Cette substance est légèrement purgative. On l'emploie soit en nature, soit en dissolution, à la dose de 30 à 60 grammes, suivant les individus. La manne est aussi expectorante.

Marjolaine. — Les sommités fleuries de cette plante, préalablement desséchées, et à la dose d'une ou de deux pincées pour un litre d'eau, donnent une infusion fortifiante excellente dans les faiblesse d'estomac, l'asthme et le catarrhe chronique. La même plante, hachée, chauffée à sec pendant quelques moments dans une poêle à frire et appliquée le plus chaudement possible sur les rhumatismes et les torticolis, procure un grand soulagement.

Marum. — C'est une variété de la *Germandrée*. Cette plante s'emploie sèche, en poudre, à la dose d'un gramme le matin à jeun dans un demi-verre de vin sucré pour calmer l'irritation nerveuse et faciliter la respiration. Les personnes sujettes à la constipation peuvent en prendre la même dose, dans une ou deux cuillerées de bon miel.

Mauve. — Les fleurs de cette plante ont des propriétés très-adoucissantes, et on les emploie en infusion principalement pour les rhumes et les affections catarrhales.

Mélisse. — Cette plante, douée au plus haut degré de propriétés anti-nerveuses, est employée, en infusion, à la dose de deux ou trois pincées pour un litre d'eau, dans les vertiges, les défaillances, les étourdissements, en un mot dans les affections nerveuses.

Melon. — Les personnes qui ont l'estomac délicat, ainsi que les convalescents, doivent s'abstenir de ce fruit; même en état de bonne santé, il faut toujours en user modérément, et il est prudent de ne le manger qu'avec d'autres aliments, avec du bœuf, par exemple, et d'en faciliter la digestion par un peu de vin pur.

Menthe. — Cette plante est douée de propriétés stimulantes très-prononcées. On l'emploie dans les maladies nerveuses, les vomissements spasmodiques, les maux d'estomac, les palpitations. Pour cet usage, on se sert des feuilles et des sommités fleuries, en infusion, à la dose d'une pincée pour un demi-litre d'eau; cette même infusion, chaude, est encore bonne dans la *période de froid* des fièvres intermittentes.

Mercuriale. — On emploie cette plante pour rendre les

lavements laxatifs. Avec 250 grammes de miel blanc et 350 grammes de suc des feuilles et de la tige de la mercuriale qu'on fait bouillir ensemble, on prépare une liqueur purgative qu'on administre, dans les lavements, à la dose de 40 à 120 grammes.

Millefeuille. — Cette plante, dite aussi *Herbe aux coupures, Herbe aux charpentiers,* a des propriétés cicatrisantes. Elle sert à préparer des topiques qu'on applique avec succès sur les plaies et les coupures. Les topiques sont *froids* ou *chauds :* froids, on pile les fleurs, les feuilles, les jeunes tiges et on applique le résidu sur la plaie ou la coupure ; chauds, on fait bouillir les mêmes parties et on en compose un cataplasme. Les sommités fleuries, desséchées et employées en infusion à la dose de deux ou trois pincées dans un litre d'eau, calment les coliques d'estomac.

Morphine. — C'est un alcali végétal qui s'extrait de l'opium. Il existe peu de poisons narcotiques plus violents. Le médecin l'emploie cependant, mais à doses très-faibles ; il est donc de la dernière importance de suivre strictement les prescriptions du médecin *relativement au nombre des pilules qu'il convient de donner au malade et à l'intervalle de temps qu'il faut laisser écouler avant d'en donner d'autres.* En cas d'empoisonnement par la morphine, se hâter d'appeler le médecin et, *en attendant,* faire boire au malade du CAFÉ À L'EAU TRÈS-FORT, jusqu'à ce qu'il sorte de la torpeur.

Morsures. — Une morsure faite par un chien, ou tout autre animal qui est sain, ne saurait avoir de suites dangereuses que si elle est très-profonde ou qu'elle ait attaqué des organes essentiels. Suivant sa gravité, on la soigne comme les plaies ordinaires. (Voir *Cautérisation* et *Rage,* pages 16 et 56.)

Muguet. — Cette maladie, fréquente chez les enfants, a son siège dans la bouche. Lorsqu'elle est simple, sans diarrhée ou seulement avec une légère diarrhée, on promène plusieurs fois par jour, à la surface des aphthes, un petit pinceau trempé dans un mélange de miel rosat et d'alun en poudre (une pincée d'alun pour une petite cuillerée de miel). Si l'inflammation de la bouche est vive, on commence par humecter fréquemment la bouche avec du miel *rosat pur* et on n'emploie l'alun que lorsque l'inflammation a diminué. En même temps on donne à boire de l'eau d'orge ou de gruau miellée, de la mauve sucrée, etc., etc., enfin des boissons adoucissantes. Si le muguet est accompagné de la fièvre, de coliques, du dévoiement, de la toux, il faut recourir à l'intervention du médecin.

Narcotique.—Tous les narcotiques sont des poisons pris à une *forte dose*; à *très-faible dose* ce sont les calmants les plus précieux et les plus actifs. Il ne faut donc en user qu'avec la plus grande réserve. Ainsi la *thridace*, le *laudanum*, l'*extrait de jusquiame*, de *belladone*, de *stramoine* ne doivent être employés que sur prescription du médecin. La TÊTE DE PAVOT elle-même, en *décoction*, n'est inoffensive que pour l'usage externe. (Voir *Pavot*.) Il n'y a pas d'antidote connu qui puisse neutraliser l'effet du poison narcotique. Donc, en cas d'empoisonnement, il est de toute nécessité d'avoir recours à l'homme de l'art. Tout ce qu'on peut donner, en l'attendant, c'est plusieurs tasses de café noir.

Nerfs.—(*Chorée, Convulsions, Névralgies*, pages 19 et 21.)

Névralgie. — C'est une affection des plus douloureuses et contre laquelle il n'existe malheureusement que des calmants plus ou moins efficaces pris à l'*intérieur* ou appliqués à l'*extérieur*. L'emploi des premiers ne peut être prescrit que par le médecin ; quant aux calmants appliqués à l'*extérieur*, voici les principaux : compresses trempées dans une décoction chaude de tête de pavot ; cataplasmes de morelle cuite comme de l'oseille et fréquemment renouvelés ; frictions avec le baume tranquille, le baume Nerval ; enfin les fumigations.

Œdème. — C'est une espèce de gonflement qui n'est accompagné ni de rougeur ni d'aucune sensation douloureuse au toucher. On traite ce gonflement par des frictions répétées avec de l'alcool camphré.

Œil. — (Voir *Cors aux pieds*, page 22.)

Oignons. — (Voir *Cors aux pieds*.)

Ophthalmie. — Le siège de cette maladie, au début, est à l'angle de l'œil, sur la conjonctive, qui paraît rouge et enflammée lorsque l'ophthalmie est *externe*; quand elle est *interne*, l'inflammation se trouve dans les tissus intérieurs. Dans tous les cas, c'est une affection qu'il ne faut jamais négliger, car, à un certain degré, elle est incurable et la perte de la vue en est la conséquence. Les premiers symptômes de l'ophthalmie cèdent souvent au repos et à quelques lotions d'eau de rose et d'infusion légère de fleurs de sureau. Lorsqu'elle devient plus grave ou qu'elle tient à d'autres causes qu'à l'introduction ou le séjour, entre le globe de l'œil et la paupière, de très-petits corps étrangers, il faut recourir au médecin.

Opodeldoch. — C'est un baume qui s'emploie en frictions contre les douleurs rhumatismales.

Oranges. — Ce fruit, bien que rafraîchissant et agréable, doit être surtout mangé quand l'estomac n'est pas chargé d'aliments ; immédiatement après le repas , il peut troubler la digestion.

Oreille. — Cet organe est, par sa délicatesse, le siège de nombreuses maladies, soit internes, soit externes, qui ne sont généralement pas du ressort de la médecine domestique. Nous les passerons donc sous silence et nous nous en tiendrons à quelques affections très-ordinaires ou accidentelles. Ainsi, les *douleurs d'oreille* et même la *surdité* passagères peuvent être le résultat de la malpropreté, c'est-à-dire de l'accumulation de la matière grasse dans le conduit auditif. Pour l'extraire, on commence par la ramollir au moyen d'injections d'*huile d'amandes douces* ou simplement d'*eau tiède*. Chez les enfants, il s'écoule parfois des oreilles un liquide jaune ; il faut se garder de supprimer cet écoulement, car on exposerait l'enfant à des convulsions et autres accidents plus ou moins graves. Laissez à la nature le soin de faire cesser l'écoulement. Nous en dirons autant du *suintement extérieur de l'oreille*. Pour l'un et l'autre il faut se borner à des soins de propreté. Dans le cas où un insecte quelconque s'introduit dans l'oreille, il faut avoir recours de suite à une *injection d'huile*. Celle-ci asphyxie instantanément l'insecte quel qu'il soit et il est ensuite aisé de l'extraire au moyen d'un cure-oreilles. Contre le *bourdonnement d'oreilles*, lorsque ce dernier n'est pas le symptôme d'une maladie, on oppose avec succès des injections tièdes de *décoction* de racines de guimauve.

Oreillons. — C'est l'engorgement inflammatoire du dessous des oreilles. Il est souvent épidémique. Pour combattre les oreillons, *il suffit* de l'emploi de douches d'eau modérément chaude fréquemment renouvelées et, données à l'aide d'une petite seringue. Si, *par hasard*, les oreillons se terminaient par la suppuration, il faudrait appliquer simplement sur la partie malade du *cérat* simple ou du *cérat saturné*.

Orgelet. — Vulgairement *Compère-Loriot*. Il se résout facilement par l'emploi de cataplasmes de mie de pain blanc et de lait.

Palpitations. — Il est extrèmement difficile de distinguer celles qui dépendent d'une maladie de cœur et celles qui sont dues à une autre cause. Dans tous les cas, les personnes sujettes aux palpitations doivent observer un régime adoucissant et éviter tout ce qui pourrait irriter ou stimuler les organes du corps. L'emploi de la *digitale pourprée*, en poudre ou en pilules, à la dose de dix centigrammes, répété deux et même trois fois dans la journée, et celui de la teinture alcoolique ou éthérée de cette même substance à la dose de quatre à six gouttes à la fois prises d'abord toutes les heures, puis à deux ou trois heures d'intervalle, calment souvent les palpitations les plus douloureuses.

Panaris. — Dit aussi *mal d'aventure* ou *tourniole*. Ce mal est toujours très-douloureux. Souvent il se manifeste sans qu'on puisse savoir ce qui lui a donné lieu. Ses symptômes avant-coureurs sont une douleur sourde, des battements que l'on ressent au doigt et une grande rougeur. S'il est impossible d'empêcher un panaris bien déclaré de parcourir toutes ses phases, il est parfois facile de l'arrêter à sa naissance. *En hiver*, le doigt menacé doit être plongé plusieurs fois par jour, pendant un quart d'heure chaque fois, dans de la neige ou de l'eau glacée. *En toute saison*, on peut exposer l'extrémité du doigt à la fumée d'une feuille de *papier gris tortillée*, à laquelle on met le feu par un bout pour obtenir par l'autre bout un jet de fumée très-chaude. *S'il est déclaré*, il faut y appliquer des cataplasmes de farine de graine de lin ou de mie de pain légèrement cuits dans du lait, et, pour adoucir l'intensité des douleurs, *tremper la main entière* dans une *forte décoction* de têtes de pavots. Quand le panaris est mûr, après l'avoir ouvert, on le presse bien pour le vider et en appliquer sur la plaie un digestif composé d'un *jaune d'œuf bien mêlé avec dix ou quinze grammes de térébenthine*. Si la suppuration s'arrête, on applique du cérat pour accélérer la cicatrisation. (Voir *Piqûre*, page 53.)

Pariétaire. — Cette plante est avantageusement employée comme tisane dans les affections des voies urinaires. Pour préparer cette tisane, infuser de vingt à trente grammes de pariétaire fraîche ou bouillie, si elle est desséchée, *mais tou-*

jours préalablement écrasée. Est encore employée pour des cataplasmes qui sont résolutifs.

Patience.—Cette plante, dite aussi *Parelle*, possède *dans sa racine* des propriétés dépuratives et on l'emploie en *décoction* pour tisane.

Pavot. — Les capsules, ou têtes de pavot, possèdent des vertus médicamenteuses. *Sans les graines,* les têtes sont employées en *fomentations, injections* et *lavements* contre toute espèce de douleurs ; mais en lavements et en infusions destinées à être employées comme *potions,* il faut user avec une extrême prudence des *têtes de pavot.* Ainsi, en lavements, il faut *diminuer d'autant la dose* que le liquide est plus faible. En général, la décoction d'une tête de pavot, *dans un demi-litre d'eau,* suffit pour deux lavements ; encore il faut *diminuer la dose* si les lavements sont destinés *aux enfants.* S'il s'agit d'*infusion,* nous conseillons de ne s'en servir que d'après la prescription du médecin. Dans tous les cas, pour les *grandes personnes,* on ne devra pas dépasser la dose d'une infusion d'*une demi-tête de pavot,* dans un demi-litre d'eau, comme *potion* donnée en vingt-quatre heures par *petites quantités.* Ces infusions, convenablement sucrées, sont efficaces pour combattre les *coliques,* les *douleurs d'estomac* ou d'*entrailles,* les *toux convulsives.*

Phthisie pulmonaire. — On peut souvent prévenir la phthisie pulmonaire, dont les causes les plus communes sont les excès en tous genres, les habitations privées d'air et de lumière, une alimentation insuffisante, etc., etc. On doit confier tout enfant faible à une nourrice robuste de la campagne.

Piqûres. — Lorsqu'on s'est piqué le doigt avec un instrument ou un corps pointu ou aigu, laisser saigner quelque temps la piqûre ; mais si le sang ne coule pas, mettre et maintenir la partie piquée dans une eau aussi chaude qu'on pourra la supporter, mais ne pas frapper la *piqûre* avec un corps dur si on ne veut provoquer un *panaris* ou tout au moins un abcès. S'il survient enflure et inflammation, appliquer des cataplasmes de mie de pain détrempée dans du lait tiède qu'on a soin de renouveler fréquemment. Contre les piqûres des cousins, moustiques, etc., appliquer de l'alcali volatil (ammoniaque liquide) étendu d'eau, ou, à défaut, du persil haché. Contre la piqûre d'abeille, rien à craindre si on a pu extraire l'aiguillon ; contrairement, lotions avec de l'eau très-froide, de l'*eau blanche,* ou, à défaut, de l'urine. Contre les *piqûres* d'araignee, laver avec de l'eau salée ou vinaigrée et appliquer des compresses au vinaigre. Contre la *piqûre* de scorpion, employer l'alcali volatil; et quand la première douleur est passée, appliquer des cataplasmes émollients.

Pissenlit. — Les racines et les feuilles de cette plante sont diurétiques et dépuratives. On en fait des infusions bonnes dans les fièvres intermittentes, les jaunisses et les obstructions.

Pleurésie. — Vulgairement *point de côté*. C'est une maladie des plus graves, qui nécessite *dès le début* un traitement énergique et les soins exclusifs du médecin. La *pleurésie* débute par un frisson suivi de chaleur. Un *point de côté* aigu succède ordinairement au frisson et quelquefois le précède. A cela viennent se joindre la gène de la respiration, une toux sèche et une fièvre plus ou moins intense. Plus tard la percussion donne un *son mat* du côté affecté.

Pneumonie. — C'est la *fluxion de poitrine*. Il faut, dès le début, courir chez le médecin et faire attaquer vivement la maladie qui, livrée à elle-même, est mortelle en sept ou huit jours. Les symptômes sont, pendant plusieurs jours, malaise général, pas d'appétit, lassitude, frissons partiels. Viennent ensuite une douleur profonde dans un des côtés de la poitrine et l'impossibilité de se coucher sur le côté sain. Il y a à la fois gène et fréquence de la respiration, soif, maux de tète, langue blanche, jaunâtre, sèche, rougeur de la face, urine rouge foncée, fièvre plus ou moins intense, etc., etc. Dans la première période, l'auscultation fait distinguer, dans le point malade, un bruit qu'on a appelé *râle crépitant*.

Poisons. — (Voir *Empoisonnement*, page 32.)

Poissons. — La chair des poissons est moins nourrissante que la viande; elle fatiguerait l'estomac si l'on en faisait sa nourriture ordinaire. En général, un poisson est d'autant plus fait et plus facile à digérer que sa chair est moins visqueuse et moins huileuse. La *truite*, la *perche*, la *lotte*, le *brochet*, autant de poissons d'eau douce, sont faciles à digérer. Il en est de même de la carpe, du barbeau, de l'éperlan et du goujon. L'anguille, la tanche, la lamproie, le saumon, l'alose et les écrevises sont d'une digestion difficile. Parmi les poissons de mer, le merlan, la limande, la sole, la vive, la plie, le rouget, le hareng frais, la barbue, le turbot, le mulet et même la morue fraîche, sont d'une digestion facile et conviennent aux convalescents. L'huître fraîche ne nourrit pas mais ouvre l'appétit. Les homards, les langoustes et généralement tous les crustacés ne conviennent qu'aux bons estomacs. Les *poissons fumés et salés* échauffent, excitent la soif, pèsent sur l'estomac et ne conviennent qu'aux personnes qui font beaucoup d'exercice.

Potions. — Il est prudent de ne faire usage de potions médicinales que d'après les prescriptions d'un médecin. (Voir *Looch*, page 46.)

Prunes. — C'est un fruit dont il faut user modérément. Les personnes d'un estomac délicat, les vieillards, les convalescents doivent s'en abstenir. Cuit, ce même fruit est très-sain et convient à tout le monde. Les prunes de reine-claude et de mirabelle, lorsqu'elles sont parfaitement mûres, sont les meilleures.

Prussique (ACIDE). — C'est un redoutable poison dont les effets sont si violents et si rapides qu'il est difficile de les prévenir et de les combattre. Son véritable contre-poison est le chlore.

Pulna. — C'est une eau minérale dont l'action purgative a beaucoup d'analogie avec celle de Sedlitz. Un demi-cruchon de quatre verres suffit pour produire les effets qu'on en attend.

Purgatifs. — Un enduit blanchâtre ou jaunâtre sur la langue, la perte d'appétit ou la perversion du goût, l'embarras de l'abdomen, les urines rouges, les tranchées, etc., etc., annoncent le besoin d'être purgé. Pourtant, il faut bien se garder d'en abuser et d'y avoir recours au moindre malaise. Il ne faut surtout jamais se choisir une purge soi-même ; le médecin doit la prescrire, comme aussi être juge de l'opportunité ; car c'est une grosse erreur de croire qu'un purgatif pris à contre-temps ne puisse pas nuire à la santé. Une purge doit être *prise à jeun* de grand matin ; pendant qu'elle produit son effet, il faut prendre, par demi-tasses, du bouillon aux herbes, une infusion légère de thé noir ou toute autre boisson délayante. On ne doit pas manger trop tôt *après l'effet* d'une purgation et il convient de se tenir en garde contre l'appétit, quelquefois très-vif, qui en est le résultat. Cet appétit n'est que factice et ne doit être satisfait qu'avec ménagement.

Quinine. — On l'administre en nature, en pilules, en potions ou en lavements. On ne donne jamais la quinine pendant l'accès, mais *entre deux accès*. Pour couper la fièvre, on prend, après le second ou le troisième accès, une dose de 6 décigrammes à 1 gramme de sulfate de quinine. Si l'on fait usage du quinine en nature, afin de ne pas en sentir l'amertume, on l'enveloppe dans un morceau de pain à chanter qu'on a trempé rapidement dans l'eau et on avale le tout sans mâcher ; puis on boit une gorgée d'eau pure.

Quinquina. — Il est de deux sortes, le *gris* et le *rouge* ; ce dernier est le plus estimé et le plus cher. Il est rarement administré en poudre depuis la découverte du sulfate de quinine ; mais on s'en sert toujours en décoction : la dose est de 30 grammes de quinquina concassé pour un litre d'eau. On prépare avec cette substance le *vin de quinquina*, qui convient si bien aux estomacs débilités. Il suffit de deux cuillerées à bouche le matin à jeun et autant le soir avant le dernier repas. Les préparations ordinaires pour faire un litre de vin de quinquina sont de 60 grammes de quinquina. Il ne faut verser le vin sur cette substance que vingt-quatre heures après qu'on l'a fait infuser dans 30 grammes d'alcool rectifié. La macération doit durer huit jours, après quoi on filtre le mélange dans du papier gris non collé.

Quintefeuille. — Cette plante, dite aussi *Potentille*, possède une racine dont les propriétés sont fébrifuges. On fait bouillir de 30 à 40 grammes de cette racine dans un litre d'eau pour préparer une tisane qu'on donne à boire aux malades et dans l'intervalle d'un accès à l'autre.

Rage. — Jusqu'ici on ne connaît pas de remède contre cette affreuse maladie. C'est pourquoi, aussitôt qu'on est mordu par un animal enragé, il faut presser la blessure dans tous les sens, afin d'en faire sortir le sang et la bave, puis laver fortement la plaie avec de l'alcali volatil étendu d'eau, avec de l'eau de lessive, de l'eau de savon, de l'eau salée, enfin de l'eau pure ou même de l'urine, faute de mieux. Cela fait, on met chauffer à *blanc* un morceau de fer et on l'applique sans ménagement sur la morsure. Il ne faut pas tenir compte de la douleur, mais bien se dire qu'*il n'y a de préservatif* CERTAIN *contre la rage que la* CAUTÉRISATION suivie d'un traitement convenable.

Raifort.—La racine et les feuilles du raifort sauvage peu-

yent servir à préparer des tisanes antiscorbutiques et diurétiques.

Raisins. — Le raisin parfaitement mûr est un des fruits
les plus salubres ; mais il ne faut en user qu'avec modération.

Réglisse. — La racine de cette plante sert à édulcorer les
tisanes dans lesquelles elle tient lieu de sucre et de miel. L'infusion froide de racine de réglisse est une des boissons les plus
rafraîchissantes. Lorsqu'on emploie la racine de réglisse pour
adoucir la saveur d'une tisane, il ne faut pas la faire bouillir,
mais, avant de s'en servir, la faire infuser à froid. Le *réglisse
noir* est le remède le plus usité contre le rhume.

Reins. — Les maux de reins proviennent souvent d'une
dépense exagérée des forces physiques. Les frictions avec le
baume tranquille et les cataplasmes de *morelle* fraîche, cuite et
hachée comme des épinards, les soulagent immédiatement.

Rétention d'urine. — C'est une affection dont les
causes sont si nombreuses qu'il n'appartient qu'au médecin de
la soigner. Si cependant la rétention provient d'une cause accidentelle, comme, par exemple, l'empêchement qu'on a eu de
pouvoir satisfaire pendant un temps plus ou moins long le besoin d'uriner, on peut, en attendant le médecin, *surtout s'il
tarde trop*, se mettre dans un bain entier ou dans un bain de
siége et y rester, si faire se peut, jusqu'à ce que la vessie se
vide elle-même. En quittant le bain, on prendra un lavement
préparé avec une décoction de *deux têtes de pavots* pour un
demi-litre d'eau. On appliquera en même temps des cataplasmes
sur le bas-ventre et le périnée et on boira *en abondance* de l'eau
de *persil*.

Rhubarbe. — Elle s'emploie avec succès en décoction
ou en poudre dans le cas de faiblesse d'estomac, de diarrhée et
en général comme *purgatif doux*. La rhubarbe convient surtout aux enfants.

Rhumatisme. — Ce sont des affections plus douloureuses que dangereuses. On les soulage par des frictions avec
de l'eau-de-vie camphrée mêlée d'un peu de savon, le baume
tranquille et le baume opodeldoch. Les personnes sujettes aux
rhumatismes doivent se tenir le ventre libre par l'usage de boissons rafraîchissantes ou d'une petite quantité de rhubarbe en
poudre prise le matin à jeun en cas de constipation.

Rhumes. — Cette affection passagère cède aisément aux

infusions chaudes et sucrées de fleurs ou de racines pectorales et à l'emploi des sirops de gomme, de violette et de baume de Tolu. Il ne faut jamais négliger un rhume. Les bronchites, les fièvres catarrhales, les affections de l'estomac et surtout la phthisie sont souvent les effets des rhumes négligés.

Ricin. — L'huile de ricin s'emploie comme purgatif doux, à la dose de 16 à 30 grammes. On la donne soit dans du bouillon, soit dans du café bien chaud.

Rougeole. — Cette affection n'est pas dangereuse ; mais il faut tenir l'enfant qui en est atteint à la diète et lui donner pour boisson une légère infusion de bourrache. La température de la chambre doit être *douce sans excès de chaleur* et l'on ne doit couvrir le malade que *modérément*. S'il y a constipation, comme les lavements pourraient donner lieu à des refroidissements, ce dont il faut bien se garder, on administrera une ou deux cuillerées de sirop de rhubarbe.

Salsepareille. — La racine de cette plante est employée comme sudorifique et dépurative. Elle s'emploie à forte dose de 60 à 120 grammes par litre d'eau, réduit à un demi-litre par une ébullition prolongée sur un feu doux. Trop faible, la tisane de salsepareille ne produit aucun effet.

Saponaire. — On fait usage de cette racine en décoction. 45 à 60 grammes suffisent pour un litre d'eau; mais il faut laisser bouillir jusqu'à ce que le liquide ait la consistance d'un sirop. Alors on le sucre à volonté et on le boit tiède. La saponaire est dépurative à un degré très-prononcé.

Scarlatine. — C'est une maladie des enfants qui diffère essentiellement de la rougeole. Ses signes avant-coureurs sont des maux de tête très-violents qui prennent subitement par accès, une fièvre continue accompagnée de soif ardente et d'alternative de frisson et de chaleur avec sécheresse de la peau. Au moment où l'éruption est dans toute sa force, il se manifeste de petits points rouges sur la langue, sur les lèvres et dans tout l'intérieur de la bouche. Au bout d'un jour ou deux, les taches rouges de la peau deviennent violettes, puis blanchissent, se lèvent par écailles et tombent. Contrairement à l'opinion du vulgaire, c'est le moment où la scarlatine, au lieu d'être guérie, exige la surveillance la plus attentive. La scarlatine, *même bénigne*, n'est pas du ressort de la médecine domestique.

Sciatique. — De tous les remèdes qui soulagent les douleurs sciatiques, il n'y en a pas de plus efficaces que les bains assez chauds pour rubéfier complétement la peau sur toute la surface du corps. Mais, eu égard aux dangers d'apoplexie ou de paralysie, il convient de prendre l'avis du médecin. Les autres remèdes sont nombreux, mais nous ne citerons que la térébenthine administrée tant à l'intérieur qu'à l'extérieur. Bien entendu, c'est au pharmacien qu'il appartient de préparer le remède, car la térébenthine *ne s'emploie pas seule*.

Scorbut. — Cette affection n'est pas du ressort de la médecine domestique.

Scrofules. — Cette affection redoutable n'est pas du ressort de la médecine domestique. C'est une maladie de l'enfance dans toute l'acception du mot ; car tous ceux qui en sont atteints à l'âge adulte étaient plus ou moins scrofuleux en bas âge.

Sedlitz. — Cette eau minérale a des propriétés purgatives.

Semen-contra. — C'est la *Poudre à vers*.

Séné. — Médicament purgatif ; se prend en infusion chaude à la dose de 10 à 15 grammes dans une tasse d'eau. Jadis il était la base de la *médecine noire*. Les autres substances qu'on lui associait étaient la manne (30 grammes) et le sulfate de soude ou de magnésie (15 grammes).

Serpolet. — En infusion, les feuilles et les fleurs (6 gr. dans un litre d'eau) sont utiles dans les digestions difficiles et les maux de tête. A l'extérieur on en fait usage pour préparer des bains toniques et fortifiants.

Spasmes. — En l'absence du médecin, on ne doit employer que les antispasmodiques inoffensifs, tels que quelques gouttes de liqueur d'Hoffmann ou d'éther sulfurique dans un demi-verre d'eau sucrée à laquelle on ajoute une cuillerée d'eau de fleurs d'oranger — ou *une décoction* de racine de valériane.

Squirre. — Le traitement de cette induration n'est pas du ressort de la médecine domestique : nous dirons seulement que l'usage du suc de cresson et de chicorée, au printemps, est très-salutaire aux personnes qui en sont atteintes.

Sureau. — L'écorce de sureau, convenablement desséchée, est purgative à la dose de 30 à 40 grammes, bouillie dans un verre d'eau ; on l'emploie comme diurétique, en infusion, à la dose de 12 à 15 grammes pour un litre d'eau. La décoction de fleurs de sureau s'emploie avec succès pour calmer les démangeaisons et les irritations légères de la peau. Il faut faire infuser pendant une heure 10 grammes de fleurs de sureau dans un litre d'eau bouillante et passer cette infusion avant de l'employer en lotions.

Tabac. — Triste compagnon des *Boissons enivrantes.* (Voir page 63.)

Tanaisie. — C'est une plante aromatique: on l'emploie comme stimulant, antispasmodique et vermifuge.

Tannin. — A la dose de 2 à 5 grammes par jour, sous forme de pilules, le tannin ranime l'énergie de l'appareil digestif et rétablit en peu de temps la santé chez les individus arrivés par affaiblissement progressif à un état d'extrême maigreur.

Tartre. — La crème de tartre s'emploie comme purgatif doux, à la dose de 20 à 30 grammes, dans du bouillon aux herbes ou dans une infusion de chicorée sauvage.

Teigne. — Cette maladie, aussi repoussante qu'opiniâtre, n'est pas du ressort de la médecine domestique.

Térébenthine. — Délayée par parties égales avec du jaune d'œuf, elle constitue un *digestif* ou onguent qu'on peut appliquer sur les clous et sur les panaris et qui accélère parfaitement la résolution de ces tumeurs.

Thridace. — C'est l'*extrait du suc de laitue.* C'est un calmant, dont on peut faire usage sans l'avis du médecin.

Tilleul. — Avec les fleurs, on prépare des infusions éminemment calmantes, bonnes pour combattre les digestions pénibles, les maux de tête, l'agacement des nerfs.

Tisanes. — On les prépare ordinairement avec des *infusions* ou de *légères décoctions* et on les édulcore avec du sucre, du sirop ou du miel. A moins de *prescription contraire,* la quantité de liquide à employer pour faire les tisanes est de *un litre.* Quant aux substances végétales, si ce sont les feuilles, les fleurs ou les sommités des plantes qu'on emploie, la dose habituelle est de 8 grammes et la tisane se fait par *infusion;* si on emploie les racines, le bois ou l'écorce des plantes, la dose est généralement de 30 grammes et la tisane se fait, soit par *infusion prolongée,* soit par *décoction,* suivant que la substance est ou n'est pas aromatique. Les principales tisanes sont *rafraîchissantes, pectorales, pour la toux, sudorifiques, toniques et astringentes.*

Tormentille. — Les racines de cette plante sont astringentes; c'est en *lotions* et en *frictions* qu'on en fait usage. Les lotions pratiquées avec une *décoction de ces racines* sur les plaies languissantes ou blafardes produisent un excellent résultat.

Torticolis. — Tenir chaudement la partie malade au moyen d'une cravate de laine ou de la ouate et pratiquer des onctions avec un liniment narcotique.

Toux. — L'infusion chaude et sucrée de laitue est un des meilleurs calmants pour les toux opiniâtres. Il en est de même des diverses préparations qui ont pour base le *Tolu*.

Transpiration. — Elle est indispensable au maintien de la santé ; sa suppression subite est dangereuse. Pour rappeler au plus vite la transpiration disparue, on emploie l'infusion de *bourrache* s'il s'agit des enfants, et les *décoctions* de *gayac* et de *salsepareille* s'il s'agit des grandes personnes.

Tumeurs. — (Voir *Abcès* et *Contusions*, pages 5 et 22.)

Ulcères. — Ils diffèrent des autres plaies par leur forme ordinairement arrondie et par le bourrelet qui les entoure. Les ulcères les plus communs sont dits *atoniques, variqueux* et *scorbutiques* ou *scrofuleux*. Les premiers se produisent aux pieds et aux jambes; les seconds proviennent de la déchirure de la peau qui correspond à un groupe de varices. Le traitement des ulcères n'appartient qu'au médecin.

Urine. — L'incontinence d'urine chez les enfants, lorsqu'elle est tout à fait involontaire, est une affection qu'il faut soigner sérieusement et avec l'aide du médecin. Nous indiquerons cependant le remède suivant : le vin de gentiane préparé avec 30 grammes de racines de gentiane et 15 grammes d'écorces d'oranges sèches dans un litre de vin blanc. On en donne à l'enfant un verre à liqueur, immédiatement avant son *principal repas*.

Valériane. — La racine de la valériane est à la fois vermifuge, antispasmodique et fébrifuge. On la prend en poudre, le matin à jeun, incorporée dans un peu de miel, à la dose de 1 à 4 grammes, et en *décoction chaude légèrement sucrée*, à la dose de 1 à 2 grammes pour une tasse de décoction. En cas de fièvre intermittente, la valériane doit être prise à l'*heure précise* où l'accès de fièvre est attendu.

Variole. — Cette maladie, précisément parce qu'on ne saurait jamais dire au début si elle sera simple ou compliquée, n'est pas du ressort de la médecine domestique.

Ventouses. — Lorsqu'elles n'ont pour objet que de rubéfier la peau et non pas de l'inciser, tout le monde peut les poser. On met du papier enflammé dans un verre dont l'*entrée* est plus étroite que le *fond* et l'on applique rapidement le verre sur la peau. Une fois l'effet produit, on enlève le verre en posant l'ongle entre le bord et la peau, de façon à laisser pénétrer un peu d'air. Ces ventouses sont dites *ventouses sèches* et on les emploie avec succès pour combattre les douleurs rhumatismales. Les *ventouses scarifiées*, — qui incisent la peau et tirent du sang, — ne doivent être appliquées que par ordonnance du médecin.

Vermifuges. — Les remèdes destinés à combattre les vers et qui sont du domaine de la médecine domestique se résument en ceux-ci : l'infusion chaude de *fleurs de tanaisie*, l'infusion de *mousse de Corse* et la poudre de *graine de santoline*, plus connue sous le nom de *semen-contra*.

Verrue. — Pour s'en défaire, le plus court est de se les faire inciser, puis de cautériser la plaie avec la pierre infernale.

Vert-de-gris. — En cas d'empoisonnement, chercher avant tout à faire vomir le malade ; l'eau tiède avec une cuillerée d'huile et les barbes d'une plume introduites dans le gosier, suffisent presque toujours. Mais si cela n'arrivait pas, faire cuire en toute hâte du choux et en administrer au malade une forte dose. Cet aliment est presque toujours rejeté avec le vert-de-gris ; mais, même en ce cas, *demander* le *médecin*.

Vomitifs. — Si des symptômes manifestes annoncent l'invasion du *croup* chez un enfant, ne pas hésiter, en attendant le médecin, à administrer soit du sirop d'ipécacuanha par cuillerées *jusqu'à vomissement*, soit une solution de 5 à 10 centigrammes d'émétique dans un demi-verre d'eau sucrée, que l'on donne par cuillerées jusqu'à vomissement. En cas d'empoisonnement, faire vomir au moyen de l'eau tiède et d'une barbe de plume trempée dans l'huile et introduite dans le gosier.

F I N

Nous empruntons une page à la 68ᵉ édition du 57ᵉ BON LIVRE, *Contre l'Abus du Tabac et des Boissons enivrantes*, œuvre couronnée, premier prix (médaille d'or). — Il en a été vendu 350,000 exemplaires, et ne coûte que *dix centimes*. Nous engageons le lecteur à se le procurer.

DANGERS DE L'ABUS DU TABAC

L'abus du Tabac nuit à tous les sens.

La vue :	L'*abus* du Tabac attaque la *vue*. (L'oculiste DESMARRES.) (L'oculiste SICHEL.)
—	En cinq années j'ai constaté 600 *amauroses* causées par l'usage du Tabac. (L'oculiste DESMARRES.)
L'ouïe :	On signal l'*abus* du Tabac comme une cause d'*hallucinations, troubles de l'ouïe* (Docteur GRISOLLE, etc.)
L'odorat :	Le Tabac à *priser*, — et même la *fumée* du Tabac, — nuisent à l'*odorat*. (BUFFON, FOURCROY, RAYEZ, etc.)
Le goût :	Le Tabac affecte le sens du *goût*, il enflamme la muqueuse de la bouche. (Docteur POUGENS, etc.)
Le toucher :	L'*abus* du Tabac attaque la *vue*, l'*ouïe*, l'*odorat*, le *goût, tout le système nerveux*; les nerfs du *toucher* en sont affectés. (ORFILA, etc.)

DE L'ABUS DES BOISSONS ENIVRANTES

L'ivrognerie nuit à tous les sens.

La vue :	Vision troublée, — membranes enflammées ; — pupilles dilatées, etc.—(Oculistes DESMARRES, SICHEL, etc.
L'ouïe :	Tintement, hallucinations ; — dureté de l'*ouïe*, et même *surdité*. (Docteur ROYER-COLLARD, etc.)
L'odorat :	Sensations imaginaires de l'*odorat*, dégoût ;— nerfs irrités ou émoussés. (Docteur TROUSSEAU, etc.)
Le goût :	Bouche mauvaise ; goût perverti, *fade* ou *amer* au contact des aliments. (PIORRY, etc.)
Le toucher :	Peau *sensible* jusqu'à la douleur, — ou *insensible* jusqu'à la paralysie. (Docteur RACLE, etc.)

F I N

2418.75. — Boulogne (Seine), quai des Bains, 9. — Imp. JULES BOYER.